臨床検査技師

臨地実習ノート

著 三村邦裕／下村弘治／山藤 賢

Notebook for
clinical practice of
Medical Technologists

医歯薬出版株式会社

臨地実習の前に

病院と医療

　臨地実習は，学内で学んだ臨床検査学に関する知識や技術が実際に医療の現場でどのように活かされているのかを見聞したり，実際に経験することがおもな目的となります．また，学内では体験することが困難な患者検体を実際に扱ったり，見学することができ，大変貴重な経験をする機会となります．臨床検査の部門ばかりでなく，看護，薬剤，理学療法，放射線，臨床工学，栄養，事務などのほかの部署の見学も可能であり，病院の組織と医療の流れを学ぶこともできます．

　臨地実習は，学校から課せられたカリキュラムの一部という思いではなく，自ら興味をもってなんでも吸収しようとする意欲が重要です．養成施設によって期間はまちまちですが，この気持ちを実習前にもっていれば，たとえ実習期間が短かったとしても，密度の濃い，有意義なものとなるでしょう．

　患者さんの苦しみや痛みを少しでも和らげることができ，そして社会に貢献する臨床検査技師になるには，確かな知識を身につけておかねばなりません．そのためには，臨地実習期間の1日1日を大切にして，一つでも多くのことを学んでほしいと思います．

　ここでは，臨地実習に臨むにあたり医療と病院について基礎的な事柄を記しますので，よく読んで参考にしてください．

1　病院とは

　医療法では，病院は「医師又は歯科医師が，公衆又は特定多数人のため医業又は歯科医業を行う場所であって，20人以上の患者を入院させるための施設を有するもの」です．厚生労働省「医療施設調査」では令和4年10月1日現在，医療施設数は181,093施設，病床数は1,573,451床です．そのなかで病院は8,156施設でした．

　医療法により，病院の種類は以下のように区分されています．

1）特定機能病院

　一般の病院や診療所から紹介された患者を診療する病院で，高度の医療を提供する三次医療にあたります．そのほかの条件として，高度の医療技術の開発・評価を行う，高度の医療に関する研修を行う，診療科を16以上有する，病床数が400以上，無菌病室，医薬品情報管理室などを有する，などが特徴となります．

　なお，特定機能病院の認可を得るためには厚生労働大臣の承認が必要となります．

　大学病院のほか，国立がん研究センター中央病院，国立国際医療研究センター病院，がん研究会有明病院，静岡県立静岡がんセンター，国立循環器病研究センター，大阪国際がんセンターなど，88施設が承認されています．

2）地域医療支援病院

　地域のかかりつけ医などを支援し，ほかの病院や診療所から紹介された患者に対し医療

を提供する病院です．そのほかの条件として，設備・機器などを共同利用できる体制を確保する，救急医療を提供する，地域の医療従事者の研修を行う，病床数が200以上，集中治療室，検査室，病理解剖室，研究室などを有する，などが特徴となり，地域の中核施設としての役割が求められています．

　なお，地域医療支援病院の認可を得るためには都道府県知事の承認が必要となります．令和5年9月現在で700施設の医療機関が承認されています．

3）病院

　病院とは，「医師又は歯科医師が，公衆又は特定多数人のため医業又は歯科医業を行う場所」と定義され，病床数20床以上の入院施設（病棟）をもつものを指します．無床もしくは19床以下のものは診療所といいます．病院の配置は都道府県の医療計画に基づいて行われ，都道府県知事の許可を必要とします．「医療法」において，病床種別の定義は次のようになります．

　　（1）一般病床：精神病床，結核病床，感染症病床，療養病床以外の病床で，一般的に急性期の治療を行う病床．

　　（2）療養病床：長期にわたり療養を必要とする患者を入院させるための病床．

　　（3）精神病床：精神疾患を有する者を入院させるための病床．

　　（4）感染症病床：感染症法に規定する一類感染症，二類感染症および新型インフルエンザ等感染症，指定感染症ならびに新感染症の患者を入院させるための病床．

　　（5）結核病床：結核の患者を入院させるための病床．

　また，令和2年10月1日の「医療施設調査・病院報告」において，病院の従業者総数は2,102,713人で，そのうち臨床検査技師は55,169人であり，医療技術者のなかでは看護師，医師，理学療法士に次いで多くなっています．

　医療提供施設には，一次，二次，三次医療を提供する施設があります．一次医療は，地域医療体制の確立を目指す医療施設で，かかりつけ医である診療所が中心となります．二次医療は，急性期，慢性期，療養型の患者を収容する施設で，入院治療を主体とするものです．病院または地域医療支援病院が対象となります．三次医療は，高度の医療技術や特殊な機材が必要となる治療のむずかしい高度医療を行うもので，特定機能病院が対象となります（**図1**）．

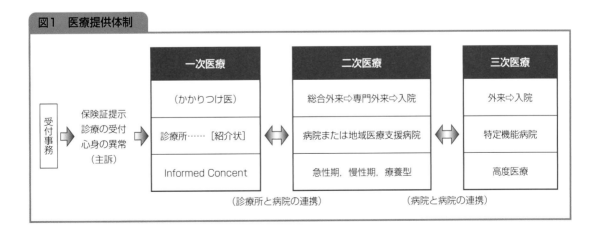

図1　医療提供体制

2　病院の機能

　病院の機能は，大きく分けると外来機能と入院機能があります．またそのほかに，高齢化により増加してきている在宅機能があります．

1）外来機能

　一般的に病院にかかる場合を外来機能といいます．外来の流れは，受付をし，診療科を決め，医師による診察や検査，そして治療を行い，最後に会計をして終了するというものです．また，病院の開院していない夜間や休日の診療や，救急車で搬送される重症な患者の治療などの救急診療もこのなかに含まれます．

　現在，臨床検査は診療前検査が有効とされ，多くの病院で取り入れられています．

2）入院機能

　入院は，外来および救急外来をとおして医師が入院治療を必要とすると判断した場合や，かかりつけ医からの紹介の際に行われます．入院後は身体状況のチェック，一般的なスクリーニング検査，問診などが行われ，主治医を中心に治療計画が立てられます．その後，さまざまな治療が施され，退院の目途が立てば主治医から許可がおります．入院時の検査，治療のための検査，そして退院の目途を図る検査など，臨床検査は重要な指標となります．

3）在宅機能

　高齢化が進み，日本人の4人に1人は65歳以上の老人が占めるようになりました．高齢化のため，病院が自宅の近くになかったり，病院に通院するのが困難な患者が増加してきています．そのため在宅機能は，医師をはじめ医療従事者が，患者の自宅や施設に訪問して医療を提供する方法です．臨床検査技師も同行し，医師の指示のもと採血や生理機能検査を行います．

3　病院の組織

　病院の組織は，規模や設立母体によって異なりますが，一般的には**図2**に示すように，

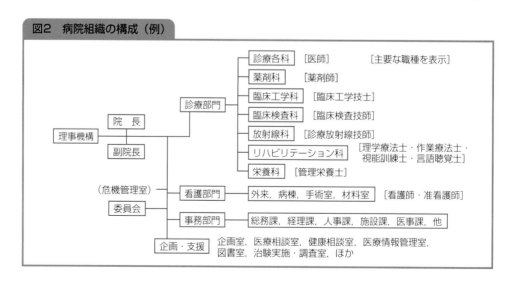

図2　病院組織の構成（例）

診療部門，看護部門，事務部門に大きく区分けすることができます．診療部門は診療各科（医局）や医療技術部門（薬剤科，臨床検査科，放射線科，栄養科，リハビリテーション科，臨床工学科など）で成り立っています．そのほか，企画室や支援室などがあり，医療情報管理室や医療相談室，健康相談室，図書室などが設けられています．

1) 診療各科

内科，外科，小児科，眼科，産婦人科，耳鼻科，泌尿器科，皮膚科，整形外科など多くの診療科からなり，医師を中心に医局が成り立っています．

2) 医療技術部門

医療技術部門は医師以外の多くの医療技術者がかかわっています．薬剤科は古くからあり，施設によってはこの部門に属さず独立しているところもあります．臨床検査科もこの部門に属し，診療支援を担っています．

近年，診療支援部と称し，臨床検査科，放射線科，リハビリテーション科，臨床工学科などの医療技術者を統合し，一括管理して機能的配置をする病院も増えてきています．放射線科は，X線撮影やCT，MRIなどの撮影を行い，画像を使った診断とがんの放射線治療なども行います．リハビリテーション科には，理学療法士，作業療法士，言語聴覚士，視能訓練士，義肢装具士などの技術者がいます．それぞれの治療や支援を行うことで患者の社会復帰を目指します．栄養科には管理栄養士，栄養士，調理師などがおり，栄養の指導と病院食の管理を行っています．また近年，チーム医療として栄養サポートチーム（NST）の中心的役割を担っています．

3) 看護部門

看護部門は看護師で構成されており，療養上の世話や診療の補助行為を行っています．外来，病棟，手術室など病院全般にわたりかかわっており，病院のなかでももっとも人数の多い職種です．

4) 事務部門

事務部門には人事課，経理課，庶務課，総務課，施設課，用度課，医事課などがあります．人事課は職員の採用から就業管理，退職など全般的な人の管理を担当します．経理課は入出金の管理，財務・税務の統括，医事課は診療にかかわる事務で患者の受付・会計，入院時の事務手続きや退院時の請求書の作成，そして診療費の計算業務を担当します．また，物品の購入や管理，そして施設や設備の保全と管理を行う施設課や用度課などがあります．

5) 医療情報管理室

医療情報管理室の仕事には，診療情報（カルテ）の管理と情報システムの管理があります．診療録の管理と診療の標準化など，診療情報管理士が中心になって行っています．

6) 医療相談室

患者の経済的，心理的な相談窓口となっています．医療ソーシャルワーカー（MSW）や精神保健福祉士などが担当し，患者や家族の抱える経済的，社会的，心理的悩みなどの相談に応じます．

4　臨床検査技師の臨地実習

　臨床検査技師の臨地実習は，指定規則に則った実習を行っている3年制教育施設と指定校となっている大学では現在7単位（315時間）以上の実習を行っています．また，多くの大学は承認科目制ですので実習の期間についての規定はなく，それぞれの大学の考えで実施されています．しかし，2022年の入学生より，臨地実習は12単位以上（このうち1単位は学内で行う臨地実習前技能修得到達度評価）行うことになりました．どの養成施設も実習期間の長短はあれ，必ず行われており，臨床検査技師教育にとって臨地実習は必要不可欠なものです．実習を終了した学生は大きく成長し，知識や技術ばかりでなく，学内ではなかなか身につけることが困難な医療人としての心構えである情意を学んできます．このことは臨地実習のおもな目的でもあります．

　実習を円滑にかつ有意義にするためには，次のような留意点が必要です．

1）患者さんへの対応

　挨拶を忘れず，礼節をもった言動を心掛けてください．とくに患者さんには優しく対応し，不用意な発言をしないようにしましょう．また，検査データや診断名などを聞かれたとしても答えてはいけません．

2）個人情報の保護と守秘義務

　実習中に知りえた患者さんの個人情報（氏名，既往歴，診断名，検査結果，看護記録など）は，病院内ではもちろんのこと，往復の車中など，公の場での会話を慎み，さらに親しい友人や家族にも話をしてはいけません．

3）安全管理と衛生管理

　感染に十分注意し，手洗いを頻繁に行いましょう．

　臨床検査機器は高価で破損しやすいものもあります．また，なかには危険な試薬が含まれていたり，感染性廃棄物に接することもあります．十分な安全管理の知識をもつことも重要です．

（三村　邦裕）

病院の臨床検査と臨床検査技師の役割

1 臨床検査とは

　日常診療で病気を診断して治療していくためには，患者の状態を正しく知ることが必要です．日常診療の基本はいわゆる診察であり，患者の基本情報，患者観察，医療面接，身体診察です．そして，診察で得られた異常や兆候を確かめるために臨床検査が実施されます．診察は主観的であり，医師の能力，経験，その場の状況に左右されやすいことが知られています．それに対して臨床検査は，計量的かつ客観的な情報が得られます．今日の日常診療では，臨床検査は診察と一体となって，病気の診断，治療方針の決定，治療経過の確認，重症度判定，病気の経過観察に用いられています．

　臨地実習で，学校で学んだ臨床検査の知識が実際の臨床現場でどのように実施され，日常診療に役立てられているかを知ることは，臨床検査技師を目指す学生にとっては重要な知識になると思います．

2 臨床検査の種類

　臨床検査は検体検査と生理機能検査に大別されます（**表1**）．実施される臨床検査の範囲は，その病院の規模や機能によりさまざまです．また，多くの病院は，検体検査の一部（おもに特殊検査）を外部検査施設（衛生検査所・検査センター）に委託しています．

表1　臨床検査の種類

検体検査	生理機能検査
・一般検査（尿，便など）	・循環機能検査（心電図，心音図，脈波など）
・血液学的検査	・脳波検査
・生化学的検査	・筋機能検査
・免疫血清学的検査	・呼吸機能検査
・微生物学的検査	・超音波検査
・輸血・臓器移植関連検査	・眼底写真検査
・遺伝子検査	・磁気共鳴画像検査
・病理学的検査	・熱画像検査など

3 臨床検査部門の組織

　臨床検査部門は病院の組織では，薬剤部門，放射線部門やリハビリテーション部門などとともに中央診療施設の一つとして存在しています．国立大学では，臨床検査部門は診療支援部の一つとして存在し，部門内の医療技術職員とともに一元管理されています．

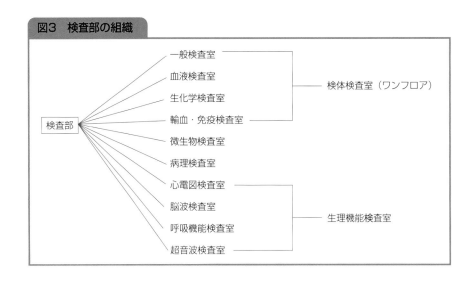

図3 検査部の組織

- 検査部
  - 一般検査室
  - 血液検査室
  - 生化学検査室
  - 輸血・免疫検査室
  - 微生物検査室
  - 病理検査室
  - 心電図検査室
  - 脳波検査室
  - 呼吸機能検査室
  - 超音波検査室

検体検査室（ワンフロア）

生理機能検査室

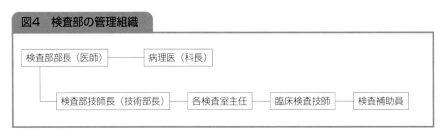

図4 検査部の管理組織

検査部部長（医師） ― 病理医（科長）

検査部技師長（技術部長） ― 各検査室主任 ― 臨床検査技師 ― 検査補助員

　検査部の組織は**図3**のように，各専門分野に分かれて機能しています．近年は自動化が進み，検体を共用して検査を行う分野を一括ワンフロア化して検体検査室とよんでいる場合もあります．

　検査部の管理組織は病院の大きさや機能によって異なっています．多くの皆さんが実習する病院の管理体系は**図4**のようになっています．

　大病院では組織上，検査部，輸血部，病理部，生理検査部と分かれ，それぞれに部長（医師），技師長が配置され管理されているところもあります．そして，医師は医師としての検査室管理，臨床検査，検査診断を担当しています．また，医師の検査室への適切な配置は，診療報酬上で検体検査管理加算，画像診断管理加算，輸血管理料，感染防止対策加算，病理診断管理加算などが受けられる要件となっています．このほかに，診療科から派遣され，生理検査結果の判読・診断や骨髄像の判読を担当する医師もいます．

　一方，各部門に分かれている臨床検査技師の人事管理は，検査部技師長が一括して行っているところが多く，夜間・休日の日当直を含めた24時間の勤務体制を維持しています．

4　臨床検査部門の業務の形態

　以前は検査の依頼は手書き伝票で行われていましたが，現在は多くの病院で病院情報システムにより行われるようになりました．医師が外来または病棟の端末で入力した検査依頼が採血室や各検査室のシステムに送られ，その指示に基づき採血や検査が実施され，検

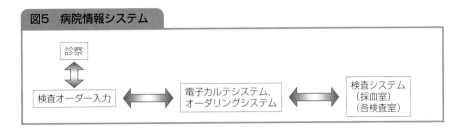

図5　病院情報システム

診察

検査オーダー入力 ⟷ 電子カルテシステム，オーダリングシステム ⟷ 検査システム（採血室）（各検査室）

査結果は電子カルテに送られます（**図5**）.

　臨床検査は運用別に，日常検査，迅速検査，緊急検査などと分類することができます.

1）日常検査

　一般的な病態把握や経過観察の目的に行われる検査で，毎日実施される検査と，曜日を決めて実施される検査があります. 検体検査では効率を考えてバッチ処理（一括処理）がなされ，検査結果はデータの確認後，一括してシステムに登録されます. システム上，検体のバーコード化がなされていると，自動分析装置による随時検査と結果報告が可能です.

2）迅速検査

　当日の診療で利用される目的で，迅速に検査がなされ結果報告される項目を指します. 迅速検査はおよそ採血後1時間～1時間半で報告がなされます. 慢性疾患の患者を対象に診察前に行われる採血・検査（診察前検査）も迅速検査の一つです. 自動化とシステム化が進み，多くの検査項目が迅速検査として対応が可能となり，診療に利用されています. 病理では術中迅速病理診断がこれにあたります.

3）緊急検査

　患者の生命維持や病態の急変に即応して実施される検査です. 救急搬送された患者，手術中の患者，集中治療室の患者，病態の急変した患者が対象となります. このため検査室では24時間体制で臨んでおり，当直制または2交代制（昼間/夜間）をとっています. 緊急検査で対応するものは，一般検査，血液検査，生化学・免疫検査，輸血検査，微生物検査の一部，心電図検査などです. 緊急検査の24時間体制は検査部門の臨床検査技師全員で維持していますので，担当者は検査結果の的確な判断と技術レベルの維持が重要となります.

4）予約検査

　予約検査は生理検査部門に多く，時間がかかる検査や，医師と臨床検査技師で実施する検査などで，1日に行う検査数に制限があるものです. これは，負荷心電図検査，脳波検査，超音波検査，筋電図検査や骨髄穿刺検査などがあり，多くはオーダリングシステムで検査予約がなされています.

5）ベッドサイド検査

　病棟または外来に出向いて行う検査で，心電図検査，超音波検査，医師の骨髄穿刺に同行し細胞数検査・標本作製を行うものなどがあります. また，医療の進歩のなかで，臨床医や患者の利便性を満たすため，外来や病棟の近傍にサテライト検査室を設置している施設もみられます. 外来の近傍では，一般検査，スクリーニング検査，心電図検査が実施され，手術室，集中治療室などの病棟の近傍では，血液ガス分析，血液・生化学検査などが実施されます. ベッドサイド検査は，これからの臨床検査技師に求められる重要な業務の一つになります.

6）採血業務

　多くの病院で，外来患者の採血が臨床検査技師によって行われるようになり，病棟の採血も臨床検査技師が行っている病院もあります．採血は侵襲的行為であり，患者に対する接遇や十分なインフォームドコンセントがとくに重要となります．多くの病院では，患者とのトラブルや急変時の対応マニュアルの整備もなされています．新生児病棟への出張採血を行っている病院もあります．

5　精度管理

　今日の精度管理は，管理図を用いて分析過程の管理をするだけでなく，検査室全体の総合的な質（クオリティマネジメントシステム）を指すようになりました（**図6**）．

　病院や検査室の客観的評価として，日本医療機能評価機構の認定を受けている病院が多くなりました．また，大学病院や大病院では，検査室の国際規格であるISO15189の認定を受けるようになり，検査データは国際評価され，社会に貢献することが期待されています．このような検査室では，検査マニュアルなど各種マニュアルが整備され，これに従って検査の実施，精度保証，管理運営がなされています．

　日常検査では，精度管理試料の検査結果が得られたらまず分析状態を精度管理図などで確認します．それから，各患者の検査結果を一人一人の患者データとして，その妥当性を判断しなくてはいけません．たとえば，前回値と比較する，関連検査と比較する，病態と照らし合わせるなどです．前二者は大部分をコンピュータで行うことができます．これらを的確・迅速に行い，結果を報告します．極端値やパニック値が得られたら分析状態を確認し，問題がなければただちに異常値を臨床医に直接報告する必要があります．

　極端値やパニック値のなかには検査過誤の場合もありますので，疑わしいデータの場合は医師の検査依頼から分析前（検体採取，運搬など），分析過程，分析後の結果を得るまでの全工程を検証することが必要となります．そこで原因がわかれば是正処置を施し，検査マニュアルを改定しなければなりません．

　このように，検体検査の多くは自動化されていますが，臨床検査技師は検査データの妥当性を含め検査値を読めることが重要です．

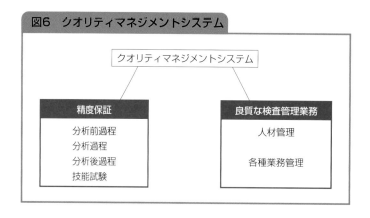

図6　クオリティマネジメントシステム

6 臨床検査技師の役割

　今日の医療のなかで，臨床検査を的確に実施していくために臨床検査技師の責任と能力が問われるようになってきました．「臨床検査技師等に関する法律」の改正で，平成27年4月より微生物検査における「検体採取」が認められるようになりました．具体的には，鼻腔拭い液などの採取，表在組織から膿などの直接採取，手足指から表皮の直接採取，頭部ブラシ法，スワブを用い肛門部から便の直接採取です．さらに，令和3年10月には医師の労働時間短縮のためのタスク・シフト／シェアとして臨床検査技師法の一部が改正され，新たに10行為の業務が追加されました．このように業務拡大がなされるのは，チーム医療への参画を強く求められている結果と見ることができます．臨床検査技師は積極的にチーム医療に参画し，患者さんに適切でかつ良質な医療を提供できる医療人としての役割を担っていかなければなりません．

1）検査値に付加価値情報をつける

　たとえば，異常蛋白分画に判読コメントをつけます．あるいは，異常値から次にどの検査が必要かなど，診断，治療に貢献できる情報を提供していきます．

2）チーム医療への参画

　糖尿病教室，腎臓病教室に参加して，患者さんに検査データや機器の説明をします．このほかに，栄養サポートチーム，感染対策チームがあり，臨床検査技師として重要な役割を担います．

3）検査説明・検査相談

　大学病院や大病院では，医師や看護師を対象とした検査相談室を設けて対応している施設がみられます．相談内容はおもに検査の使い方や結果の解釈についてです．また，患者への検査値の説明に応じたり，検査の意義や検査値の見方のパンフレットを配布している病院もみられます．

　これからの臨床検査技師は，検査室においては検査機器に精通し，検査の精度保証ができることは当然ですが，さらに異常値解析などの問題解決能力が問われるでしょう．また，病院内ではチーム医療人としての人格，コミュニケーション能力が求められ，臨床検査の専門家としてチーム医療に参画することでさらに重要な役割を占めていくでしょう．

　この「臨地実習」では，臨床検査の全分野を経験できるまたとないチャンスです．皆さんにとって有意義な実習となることを期待します．

（下村　弘治）

臨地実習の心得

1 はじめに

　臨地実習とは，学内での実習とは異なり，病院をはじめとした医療施設にて皆さんが行う実習のことです．臨床検査技師を目指す皆さんにとって，ほかの科目とは大きく異なる点が臨地実習にはあります．それは，「実際の患者さんと接する場である」ということです．そこで一番大切になってくるのは，「医療人としての振る舞い」です．まずはそのことを忘れないでもらいたいと思います．

2 臨地実習の目的

　臨地実習には現場でしか学べないことを学ぶという大きな目的があります．しかし，その期間，内容，位置付けは各養成校にて異なるところもあり，それぞれの養成校の目的は各校によって異なります．また実習先によっても，学べる内容は違うかもしれません．事前に，各学校，担当の先生方から伝えられる「目的」をよく理解し，自分がそこに何をしに行くのかをしっかり定めてから実習に行くようにしましょう．その意識がなければ，実習指導者も何を教えていいのかとまどってしまいます．皆さんはお客様ではありません．そこに実習を学びに行かせていただいている意識を目的と合わせてもつようにしましょう．

　そして大事なことは，臨地実習はその名のとおり「実習」であり，「見学」では決してないということです．どのような期間であったとしても，その期間の実習に携わっている多くの方々に深く感謝の気持ちをもち，自ら積極的に参加する「実習」にしてください．

3 臨地実習で学ぶこと

1) 実学

　現場に行くと，さまざまな検査を体験することになります．学校のなかでは経験できないこともたくさんあることでしょう．そのなかで，学校で学んだことはどのように現場で活かされているのかを知り，「学校では学べないこと」をたくさん学んできてください．

　現在では，自動分析装置での検査が多くを占めています．しかし，そこで大事なのは「原理原則」です．なぜそのようになるのか，そのプロセスをしっかり理解していることで，その検査の意味が理解できます．普段の学内での実習から臨地実習への流れ，つながりを理解し，その学びをさらに深いものへとしてください．

　そして，現場で身につける学問は，学校で学ぶ頭で理解する知識と技術だけではありません．病院という場の空気感，気配，命の重さ，その場でしか感じられないこととさまざまな体験を通しての学問，それが現場でしか味わえない「実学」です．臨地実習はその貴

重な機会であるということも心得としては深く理解しておいてください.

2) 接遇

昨今の医療の現場では,「接遇」ということに非常に重きをおいています. 患者さんにスムーズに, そしてなるべく心地よく検査を受けていただくためには, 医療従事者として心得ておかねばならない接遇があります. まずは, 服装や言葉づかい, 挨拶, 礼儀など, 形式的なことをしっかりと学内で身につけてから臨地実習に臨み, 実行してください. そしてさらに, 皆さんの学ぶ場は医療の現場です. 医療というサービスは, 普通のサービス業とは異なり, 必ずしも望んで来ている人だけに行っているサービスではないところにその特性があります. 病院には苦しんでいたり傷ついたりしている人達が来ています. 形式的なことは当然のこととして, そこには苦しんでいる人の気持ちを汲んであげること, 優しい言葉づかい, 人に寄り添うことのできる思いやりの気持ち, そのような医療人として必要な在り方も重要となってきます. 心と行動を伴わせた接遇を心掛けてください.

3) チーム医療と医療人としての姿勢

現代の医療は, 医師が一人で行うものではなく, 患者さんを中心にとらえた「チーム医療」によって成り立っています. そのなかでも臨床検査技師の役割は欠かせないものになっていますが, 今後はさらに業務拡大, タスク・シフト/シェアも進み, その業務と責任は大きくなっていきます. 臨床検査技師を目指す皆さんの目標は,「臨床検査技師になること」ではなく「臨床検査技師となって医療の現場で必要とされ活躍すること」です. チーム医療の一端を担う人材として, 他職種の人たちからも必要とされなければいけません. そのためには, 臨床検査技師になってからも一生勉強は必要であり, 自分自身を成長させていかなければなりません.

皆さんは実習先で, 現場の臨床検査技師たちが, 忙しい合間をぬって学会発表や研究に時間を費やしている姿を目にすることでしょう. 社会に出れば学校とは違い, 誰かが勉強を教えてくれるわけではありません. 自らが学び, 自己研鑽を積まなければなりません. そのような医療人としての姿勢も, ぜひ臨地実習先で学んできてほしいと思います. なぜならば, それが人の命を預かる医療職に就く者の責任だからです.

4 臨地実習の心得

臨地実習に出て一番大事なのは, その「行動」です. "はじめに" のところでは,「振る舞い」という言葉を使いました. よく「医療人としての心構え」という言葉を耳にすることがあると思いますが, 実際の医療の現場では, その「行動」,「振る舞い」が大事になります. なぜなら, そこでは患者さんの目があり, 実際に働いている臨床検査技師の先輩たちの目があるからです. 心構えだけもっていても, 周りからみえるのはその振る舞いだけです. 結果として, 正しい振る舞いができていなかったら, そのつもりだったは通用しません. それが医療の現場です.

仕事をするようになれば, 1年目でも10年目でも, 同じ臨床検査技師として患者さんからはみられます. 同様に, 実習生も, 現場では白衣を着ていれば, 医療職の人間としてみられます. だからこそ, その振る舞いが大事になってくるのです. その覚悟がなければ, 学生と言えども臨地実習に臨む資格はありません. そのために, 学内における適正な評価

を受けた学生のみが臨地実習に臨めるように教育内容の改正がなされました．臨地実習は臨床検査技師を目指す学生の教育の集大成になります．自分自身に厳しく，そして自信をもって，ぜひ誇りある姿勢で実習に臨んでください．

　最後になりますが，常に感謝の気持ちをもって，臨地実習に励みましょう．実習指導者は忙しいなかで，皆さんのために実習に時間を割いてくださっています．皆さんを支えてくれている学校の先生方，ご家族の方々，友人たち…，いろいろな人たちに支えられて臨地実習の場に立てています．

　臨地実習は，その単位をもらうために行っているのではありません．臨床検査技師になるために欠かせない，自分自身に必要なことだから行っているのです．そのことを忘れずに，今の自分にできる精一杯のことをやりましょう．最初から皆さんは完成されているわけではもちろんありません．いろいろな失敗をすることもあるかもしれません．でも，それもすべていい経験であり，いい勉強になります．

　今の自分を精一杯出して，ぜひ，やりがいのある，有意義な臨地実習になることを期待しています．

（山藤　賢）

実習記録を上手に書くために

　実習記録をつけることは，学ぶことの目標を設定し，計画を立て，それを遂行し，そしてその結果を評価し，改善や見直しを行って次の計画を立てるというPDCA（plan-do-check-action）サイクルの実施にもつながるものと思われます．また，Scientist（科学者）としても，行った実習を記録として残しておくことは大変重要なことです．さらに，失敗したことや注意されたことなどを記載しておくことで自らを変革させ，向上させるための材料としても活用することができます．それは自分を客観的に見直すことで自分を再認識することになり，就職活動に役立つばかりか，社会人になってからもその有用性を理解することができると思います．

　今日行った実習がどのようなものなのかを記録に残すことは，臨地実習で学んだことの整理にもなります．臨地実習で学ぶことは，知識，技術そして医療人としての情意など多種多彩です．習ったことすべてを頭に記憶することは不可能ですので，文章にして残すことが重要です．それは忘れるということを防ぐばかりか，文字として書くことで認識し，行動することで確かな知識を形成することになります．それが国家試験対策の準備にもなります．臨床検査技師は検査結果を出すだけが仕事ではありません．検査した結果を記載し，コメントをつけて臨床医に伝えなければなりません．文字は情報を伝達するための手段でありますので，この実習記録を利用して，人が読んでもわかるような文章を書く訓練も兼ねて記載してほしいと思います．

1　実習記録の役割

1）記録をすることで記録の役割を認識できる
　学習の手段として用いることができます．

2）記録することで書く技術が向上する
　チーム医療のなかでは，多くの医療スタッフが理解できるような記録が求められます．
　記録することは，自分の行動を整理してわかりやすくまとめる技術が必要となり，その訓練にもなります．また，情報伝達の技術を学ぶことができます．コミュニケーション能力やコンサルテーション技術の向上にもつなげられます．

3）記録をとおして振り返り学習することができる
　振り返り学習することで真の意味での知識が身につきます．
　近年の国家試験においては，少しずつですが，問題解決型の問題であるTaxonomyⅢ型が出題されてきています．この問題は臨床問題が多く，臨地実習をいかに経験したかが問われ，臨地実習の達成度が試されます．

2 記入方法

（1）ただ項目を羅列するのではなく，何を行い，何を学んだのかを記載しておきましょう．失敗したこと，注意されたことなども書いておくとよいでしょう．自分を見直すことにもなりますし，さらに自分自身を向上させることにつながります．

（2）実習記録は自分のために記録するものです．記録することは復習することになります．したがって，後から読んでわからなくなるような書き方ではなく，人が読んでも理解できるような書き方をするよう心掛けてください．また，何日かまとめて書くのではなく，毎日記入することに意義があります．

（3）その日に実習したこと，教わったことなどを要領よくまとめ，項目ばかりでなく，気がついたことや疑問点などもまとめて書くようにしましょう．

（4）感想や反省点などを書いておくのもよいと思います．社会に出て立場が変わり，今度は教える側になったときに読み返すことで，教えている学生の気持ちも理解できます．

（5）毎日行った項目を，担当の指導者に報告の意味を含めて，この実習記録をみせて確認してもらってください．また，1週間ごとに，基本的には指導者（実習指導者あるいは技師長）から捺印をしてもらってください．この捺印を確認のうえ，養成施設の担当教員が学校印を押すことになります．

（三村　邦裕）

実習編

「臨地実習ノート」の使い方

　臨地実習期間中はこの実習ノートを常に携行してください．また，実習施設や学校から提示の指示があったときはこれに応じてください．

[1]　**連絡表**：実習期間中に必要な事項です．ノートの紛失や事故などのときにも役立ちますので，必ずすべてを記入してください．

[2]　**科目別実習期間予定表**：実習施設あるいは学校で定められたスケジュールを記入してください．

[3]　**実習記録**：使い方や記載内容は学校の指示に従ってください．

[4]　**個別の学修目標設定***：臨地実習の前に自分自身の学修目標を定めて記入し，臨地実習調整者に提出してください．

[5]　**臨地実習出席表***：各自の責任において毎日出欠を記録し，指導者に確認印を受けてください．

[6]　**実習科目別出席表，出席状況のまとめ**：科目実習終了ごとに［5］のまとめを記入し，実習科目別出席表は指導者に提出してください．

[7]　**遅刻・欠席・早退届***：必要事項を記載して指導者に提出してください．

[8]　**自己評価基準書***：評価基準に従って科目ごとに自己評価を行ってください．

[9]　**臨地実習終了時の振り返り***：［4］や［8］を参考にしながら，臨地実習で学んだことや今後の課題，その克服法を記載してください．

[10]　**科目実習終了認定書**：所定の科目実習終了ごとに同認定書の［備考］欄に従って認定印を受けてください．

[11]　**アクシデント・インシデント報告書***：実習中にアクシデント・インシデントが発生した場合に，指導者の指示に従い必要に応じて記入してください．

　　　　　　　　　　　　　　　　*：「臨地実習ガイドライン2021」で示された書式に準拠しています．

MEMO（各書式の提出時期等）

連 絡 表

項　目		記　入　欄
実習施設	施　設　名	
	施　設　長　名	
	所　在　地	〒
	Ｔ　Ｅ　Ｌ	☎　（　　　）
	検査部（科）長名	
	技　師　長　名	
	実習生担当者(係)	
学校関係	大　学　・　学　校　名	
	学長・学校長名	
	学　校　所　在　地	〒
	Ｔ　Ｅ　Ｌ	☎　（　　　）
	連　絡　担　当　者	
本人関係	学　籍　番　号	
	健康保険証番号	
	保　護　者　連　絡　先	☎　（　　　）
	本　人　住　所	〒
	本　人　連　絡　先	☎　（　　　）
	ふりがな 氏　　　名	

実習施設名＿＿＿＿＿＿＿＿＿＿＿＿＿＿＿＿＿＿＿

実習生氏名＿＿＿＿＿＿＿＿＿＿＿＿＿＿＿＿＿＿＿　学籍番号＿＿＿＿＿＿＿＿＿

実 習 開 始＿＿＿＿＿＿＿＿＿年＿＿＿月＿＿＿日から

実 習 終 了＿＿＿＿＿＿＿＿＿年＿＿＿月＿＿＿日まで

科目別実習期間予定表

実 習 科 目 名	期 間	開 始 と 終 了
	週	月　日　〜　月　日
	週	月　日　〜　月　日
	週	月　日　〜　月　日
	週	月　日　〜　月　日
	週	月　日　〜　月　日
	週	月　日　〜　月　日
	週	月　日　〜　月　日
	週	月　日　〜　月　日
	週	月　日　〜　月　日
	週	月　日　〜　月　日
	週	月　日　〜　月　日
	週	月　日　〜　月　日
	週	月　日　〜　月　日
	週	月　日　〜　月　日
	週	月　日　〜　月　日

（実習生記入）

実 習 記 録

科目（　　　　　　　　　　　　）

指導者印	
学校印	

実 習 内 容（実習日・項目・方法名・内容, 感想）

指導者印	
学校印	

実 習 記 録

科目（　　　　　　　　　　　　　）

実 習 内 容 （実習日・項目・方法名・内容，感想）

実 習 記 録

科目（　　　　　　　　　　　）

指導者印	
学校印	

実 習 内 容 (実習日・項目・方法名・内容, 感想)

指導者印	
学校印	

実 習 記 録

科目（　　　　　　　　　　　　）

実 習 内 容 （実習日・項目・方法名・内容，感想）

実 習 記 録

科目（　　　　　　　　　　　　　）

指導者印	
学校印	

実 習 内 容 （実習日・項目・方法名・内容，感想）

指導者印	
学校印	

実 習 記 録

科目 （　　　　　　　　　　　　）

実 習 内 容 （実習日・項目・方法名・内容，感想）

実 習 記 録

科目 (　　　　　　　　　　　)

指導者印	
学校印	

実 習 内 容 (実習日・項目・方法名・内容, 感想)

指導者印	
学校印	

実 習 記 録

科目（　　　　　　　　　　　　）

実 習 内 容 （実習日・項目・方法名・内容，感想）

実 習 記 録

科目（　　　　　　　　　　　）

指導者印	
学校印	

実 習 内 容（実習日・項目・方法名・内容，感想）

指導者印	
学校印	

実 習 記 録

科目 （　　　　　　　　　　　　　）

実 習 内 容 (実習日・項目・方法名・内容，感想)

実 習 記 録

科目（　　　　　　　　　　　　　　）

指導者印	
学校印	

実 習 内 容 （実習日・項目・方法名・内容，感想）

指導者印	
学校印	

実 習 記 録

科目（　　　　　　　　　　　）

実 習 内 容 （実習日・項目・方法名・内容，感想）

実 習 記 録

科目（　　　　　　　　　　　　）

指導者印	
学校印	

実 習 内 容（実習日・項目・方法名・内容, 感想）

指導者印	
学校印	

実 習 記 録

科目（　　　　　　　　　　　）

実 習 内 容 （実習日・項目・方法名・内容，感想）

実 習 記 録

科目（　　　　　　　　　　　　　）

指導者印	
学校印	

実 習 内 容 （実習日・項目・方法名・内容，感想）

指導者印	
学校印	

実 習 記 録

科目（　　　　　　　　　　　　　）

実 習 内 容（実習日・項目・方法名・内容，感想）

実 習 記 録

科目（　　　　　　　　　　　）

指導者印	
学校印	

実 習 内 容 （実習日・項目・方法名・内容, 感想）

指導者印	
学校印	

実 習 記 録

科目（　　　　　　　　　　）

実 習 内 容 （実習日・項目・方法名・内容，感想）

実 習 記 録

科目 （　　　　　　　　　　　　　　　）

指導者印	
学校印	

実 習 内 容 （実習日・項目・方法名・内容，感想）

指導者印	
学校印	

実 習 記 録

科目（　　　　　　　　　　　　）

実 習 内 容 （実習日・項目・方法名・内容，感想）

実 習 記 録

科目（　　　　　　　　　　　　）

指導者印	
学校印	

実 習 内 容 （実習日・項目・方法名・内容，感想）

指導者印	
学校印	

実 習 記 録

科目（ ）

実 習 内 容 （実習日・項目・方法名・内容，感想）

実 習 記 録

科目（　　　　　　　　　　　　）

指導者印	
学校印	

実 習 内 容 （実習日・項目・方法名・内容, 感想）

指導者印	
学校印	

実　習　記　録

科目（　　　　　　　　　　　　　）

実　習　内　容（実習日・項目・方法名・内容，感想）

実 習 記 録

科目（　　　　　　　　　　　　　）

指導者印	
学校印	

実 習 内 容 （実習日・項目・方法名・内容，感想）

指導者印	
学校印	

実 習 記 録

科目 （　　　　　　　　　　　　）

実 習 内 容 (実習日・項目・方法名・内容，感想)

実 習 記 録

科目（　　　　　　　　　　）

指導者印	
学校印	

実 習 内 容 （実習日・項目・方法名・内容，感想）

指導者印	
学校印	

実 習 記 録

科目（　　　　　　　　　　　　　）

実 習 内 容 (実習日・項目・方法名・内容，感想)

実 習 記 録

科目（　　　　　　　　　　　　　）

指導者印	
学校印	

実 習 内 容 （実習日・項目・方法名・内容, 感想）

指導者印	
学校印	

実 習 記 録

科目（　　　　　　　　　　　）

実 習 内 容 (実習日・項目・方法名・内容，感想)

実 習 記 録

科目（　　　　　　　　　　　　）

指導者印	
学校印	

実 習 内 容 (実習日・項目・方法名・内容，感想)

指導者印	
学校印	

実 習 記 録
科目（　　　　　　　　　　　　　）

実 習 内 容 （実習日・項目・方法名・内容，感想）

実 習 記 録

科目（　　　　　　　　　　　）

指導者印	
学校印	

実 習 内 容 (実習日・項目・方法名・内容，感想)

指導者印	
学校印	

実 習 記 録

科目（　　　　　　　　　　　　）

実 習 内 容（実習日・項目・方法名・内容，感想）

実 習 記 録

科目（　　　　　　　　　　　　）

指導者印	
学校印	

実 習 内 容 （実習日・項目・方法名・内容, 感想）

指導者印	
学校印	

実 習 記 録

科目（　　　　　　　　　　）

実 習 内 容 (実習日・項目・方法名・内容, 感想)

実 習 記 録

科目（　　　　　　　　　　　　　）

指導者印	
学校印	

実 習 内 容 （実習日・項目・方法名・内容，感想）

指導者印	
学校印	

実 習 記 録

科目（　　　　　　　　　　　）

実 習 内 容 （実習日・項目・方法名・内容，感想）

実 習 記 録

科目（　　　　　　　　　　　　　　）

指導者印	
学校印	

実 習 内 容 （実習日・項目・方法名・内容, 感想）

指導者印	
学校印	

実 習 記 録

科目（　　　　　　　　　　　）

実 習 内 容 （実習日・項目・方法名・内容，感想）

実 習 記 録

科目（　　　　　　　　　　　）

指導者印	
学校印	

実 習 内 容（実習日・項目・方法名・内容，感想）

指導者印	
学校印	

実 習 記 録

科目（　　　　　　　　　　　　　）

実 習 内 容（実習日・項目・方法名・内容，感想）

実 習 記 録

科目（　　　　　　　　　　　　）

指導者印	
学校印	

実 習 内 容 （実習日・項目・方法名・内容，感想）

指導者印	
学校印	

実 習 記 録

科目（　　　　　　　　　　　）

実 習 内 容 （実習日・項目・方法名・内容，感想）

実 習 記 録

科目（　　　　　　　　　　　　）

指導者印	
学校印	

実 習 内 容 （実習日・項目・方法名・内容，感想）

指導者印	
学校印	

実 習 記 録

科目（　　　　　　　　　　　）

実 習 内 容 （実習日・項目・方法名・内容，感想）

実 習 記 録

科目（　　　　　　　　　　　　）

指導者印	
学校印	

実 習 内 容 （実習日・項目・方法名・内容，感想）

指導者印	
学校印	

実 習 記 録

科目（　　　　　　　　　　　）

実 習 内 容 （実習日・項目・方法名・内容, 感想）

実 習 記 録

科目 （　　　　　　　　　　　）

指導者印	
学校印	

実 習 内 容 （実習日・項目・方法名・内容，感想）

指導者印	
学校印	

実 習 記 録

科目（　　　　　　　　　　　）

実 習 内 容（実習日・項目・方法名・内容，感想）

実 習 記 録

科目（　　　　　　　　　　　）

指導者印	
学校印	

実 習 内 容 （実習日・項目・方法名・内容, 感想）

指導者印	
学校印	

実 習 記 録

科目（　　　　　　　　　　　　）

実 習 内 容 （実習日・項目・方法名・内容，感想）

実 習 記 録

科目（　　　　　　　　　　　）

指導者印	
学校印	

実 習 内 容 （実習日・項目・方法名・内容, 感想）

指導者印	
学校印	

実 習 記 録

科目（　　　　　　　　　　　　）

実 習 内 容 (実習日・項目・方法名・内容, 感想)

個別の学修目標設定

　このシートは臨地実習の最初に，臨地実習調整者とオリエンテーションで使用するものです．最初に臨地実習調整者から学修目標について説明がありますので，それを参考にしながら「自分自身の学修目標」を書いて，臨地実習調整者にコピーして提出してください．

氏　　　　名　　_____

臨地実習施設名　　_____

臨地実習期間　　_____　年　　月　　日　〜　　年　　月　　日

記　入　日　　_____　年　　月　　日

Ⅰ．臨地実習での目標

1枚に収まらない場合は複数枚に渡っても構わない．

このシートは学生と協同して学修目標を設定する際にご使用ください．

臨地実習調整者が期待する学修目標と，学生が期待する学修目標との擦り合わせにご活用下さい．

年　　　月　　　日

臨地実習出席表

実習生氏名　　　＿＿＿＿＿＿＿＿＿＿＿＿＿＿＿＿＿＿＿＿＿＿＿＿＿＿＿

臨地実習施設名　＿＿＿＿＿＿＿＿＿＿＿＿＿＿＿＿＿＿＿＿＿＿＿＿＿＿＿

臨地実習科目　　＿＿＿＿＿＿＿＿＿＿＿＿＿＿＿＿＿＿＿＿＿＿＿＿＿＿＿

臨地実習指導者氏名　＿＿＿＿＿＿＿＿＿＿＿＿＿＿＿＿＿＿＿＿＿　印

臨地実習期間　　　＿＿＿＿＿＿　年　　月　　日　～　　年　　月　　日

	月	火	水	木	金	土	指導者印
月／日	／	／	／	／	／	／	
出席							
月／日	／	／	／	／	／	／	
出席							
月／日	／	／	／	／	／	／	
出席							
月／日	／	／	／	／	／	／	
出席							
月／日	／	／	／	／	／	／	
出席							

≪記入の仕方≫

・この用紙は 1 実習科目 1 枚とします

・出席の場合：　○　,　欠席の場合：　／

・遅刻の場合：　チ（何分又は何時間遅刻してきたか表記してください）　例：チ 0.5h

・早退の場合：　ソ（何分又は何時間早退したか表記してください）　例：ソ 2h

≪備考≫

年　　月　　日

臨地実習出席表

実習生氏名　＿＿＿＿＿＿＿＿＿＿＿＿＿＿＿＿＿＿＿＿＿＿＿

臨地実習施設名　＿＿＿＿＿＿＿＿＿＿＿＿＿＿＿＿＿＿＿＿＿

臨地実習科目　＿＿＿＿＿＿＿＿＿＿＿＿＿＿＿＿＿＿＿＿＿＿

臨地実習指導者氏名　＿＿＿＿＿＿＿＿＿＿＿＿＿＿＿＿＿＿　印

臨地実習期間　＿＿＿＿＿＿＿＿　年　月　日　～　年　月　日

	月	火	水	木	金	土	指導者印
月／日	/	/	/	/	/	/	
出席							
月／日	/	/	/	/	/	/	
出席							
月／日	/	/	/	/	/	/	
出席							
月／日	/	/	/	/	/	/	
出席							
月／日	/	/	/	/	/	/	
出席							

≪記入の仕方≫

・この用紙は 1 実習科目 1 枚とします

・出席の場合：　○　,　欠席の場合：　／

・遅刻の場合：　チ（何分又は何時間遅刻してきたか表記してください）　例：チ 0.5h

・早退の場合：　ソ（何分又は何時間早退したか表記してください）　例：ソ 2h

≪備考≫

年　　　月　　　日

臨地実習出席表

実習生氏名　　　　＿＿＿＿＿＿＿＿＿＿＿＿＿＿＿＿＿＿＿＿＿＿＿＿＿

臨地実習施設名　　＿＿＿＿＿＿＿＿＿＿＿＿＿＿＿＿＿＿＿＿＿＿＿＿＿

臨地実習科目　　　＿＿＿＿＿＿＿＿＿＿＿＿＿＿＿＿＿＿＿＿＿＿＿＿＿

臨地実習指導者氏名　＿＿＿＿＿＿＿＿＿＿＿＿＿＿＿＿＿＿＿＿＿＿　印

臨地実習期間　　　＿＿＿＿＿＿＿　年　　月　　日　～　　年　　月　　日

	月	火	水	木	金	土	指導者印
月 / 日	/	/	/	/	/	/	
出席							
月 / 日	/	/	/	/	/	/	
出席							
月 / 日	/	/	/	/	/	/	
出席							
月 / 日	/	/	/	/	/	/	
出席							
月 / 日	/	/	/	/	/	/	
出席							

≪記入の仕方≫

・この用紙は 1 実習科目 1 枚とします

・出席の場合：　○　,　欠席の場合：　/

・遅刻の場合：　チ（何分又は何時間遅刻してきたか表記してください）　例：チ 0.5h

・早退の場合：　ソ（何分又は何時間早退したか表記してください）　例：ソ 2h

≪備考≫

年　　　月　　　日

臨地実習出席表

実習生氏名　　　　　_____

臨地実習施設名　　　_____

臨地実習科目　　　　_____

臨地実習指導者氏名　_____　印

臨地実習期間　　　　_____　年　　月　　日　〜　　年　　月　　日

	月	火	水	木	金	土	指導者印
月 / 日	/	/	/	/	/	/	
出席							
月 / 日	/	/	/	/	/	/	
出席							
月 / 日	/	/	/	/	/	/	
出席							
月 / 日	/	/	/	/	/	/	
出席							
月 / 日	/	/	/	/	/	/	
出席							

≪記入の仕方≫

・この用紙は 1 実習科目 1 枚とします

・出席の場合：　○　，　欠席の場合：　　/

・遅刻の場合：　チ（何分又は何時間遅刻してきたか表記してください）　例：**チ 0.5h**

・早退の場合：　ソ（何分又は何時間早退したか表記してください）　例：**ソ 2h**

≪備考≫

年　　　月　　　日

臨地実習出席表

実習生氏名　　　　_____

臨地実習施設名　　_____

臨地実習科目　　　_____

臨地実習指導者氏名 _____ 印

臨地実習期間　　　_____ 年　　月　　日　～　　年　　月　　日

	月	火	水	木	金	土	指導者印
月／日	／	／	／	／	／	／	
出席							
月／日	／	／	／	／	／	／	
出席							
月／日	／	／	／	／	／	／	
出席							
月／日	／	／	／	／	／	／	
出席							
月／日	／	／	／	／	／	／	
出席							

≪記入の仕方≫

・この用紙は 1 実習科目 1 枚とします

・出席の場合：　○　,　欠席の場合：　／

・遅刻の場合：　チ（何分又は何時間遅刻してきたか表記してください）　例：**チ 0.5h**

・早退の場合：　ソ（何分又は何時間早退したか表記してください）　例：**ソ 2h**

≪備考≫

年　　　月　　　日

臨地実習出席表

実習生氏名　　　　＿＿＿＿＿＿＿＿＿＿＿＿＿＿＿＿＿＿＿＿＿＿＿＿＿

臨地実習施設名　　＿＿＿＿＿＿＿＿＿＿＿＿＿＿＿＿＿＿＿＿＿＿＿＿＿

臨地実習科目　　　＿＿＿＿＿＿＿＿＿＿＿＿＿＿＿＿＿＿＿＿＿＿＿＿＿

臨地実習指導者氏名　＿＿＿＿＿＿＿＿＿＿＿＿＿＿＿＿＿＿＿＿＿　印

臨地実習期間　　　＿＿＿＿＿＿＿　年　　月　　日　～　　年　　月　　日

	月	火	水	木	金	土	指導者印
月 / 日	/	/	/	/	/	/	
出席							
月 / 日	/	/	/	/	/	/	
出席							
月 / 日	/	/	/	/	/	/	
出席							
月 / 日	/	/	/	/	/	/	
出席							
月 / 日	/	/	/	/	/	/	
出席							

≪記入の仕方≫

・この用紙は 1 実習科目 1 枚とします

・出席の場合：　○　，　欠席の場合：　／

・遅刻の場合：　チ（何分又は何時間遅刻してきたか表記してください）　例：チ 0.5h

・早退の場合：　ソ（何分又は何時間早退したか表記してください）　例：ソ 2h

≪備考≫

年　　　月　　　日

臨地実習出席表

実習生氏名　　　　_____

臨地実習施設名　　_____

臨地実習科目　　　_____

臨地実習指導者氏名_____　　印

臨地実習期間　　　_____　年　　月　　日　～　　年　　月　　日

	月	火	水	木	金	土	指導者印
月／日	／	／	／	／	／	／	
出席							
月／日	／	／	／	／	／	／	
出席							
月／日	／	／	／	／	／	／	
出席							
月／日	／	／	／	／	／	／	
出席							
月／日	／	／	／	／	／	／	
出席							

≪記入の仕方≫

・この用紙は1実習科目1枚とします

・出席の場合：　○　，　欠席の場合：　／

・遅刻の場合：　チ（何分又は何時間遅刻してきたか表記してください）　例：チ 0.5h

・早退の場合：　ソ（何分又は何時間早退したか表記してください）　例：ソ 2h

≪備考≫

年　　　月　　　日

臨地実習出席表

実習生氏名　　　　　＿＿＿＿＿＿＿＿＿＿＿＿＿＿＿＿＿＿＿＿＿＿＿＿＿

臨地実習施設名　　　＿＿＿＿＿＿＿＿＿＿＿＿＿＿＿＿＿＿＿＿＿＿＿＿＿

臨地実習科目　　　　＿＿＿＿＿＿＿＿＿＿＿＿＿＿＿＿＿＿＿＿＿＿＿＿＿

臨地実習指導者氏名　＿＿＿＿＿＿＿＿＿＿＿＿＿＿＿＿＿＿＿＿＿＿　印

臨地実習期間　　　　＿＿＿＿＿＿＿＿＿年　　月　　日　〜　　年　　月　　日

	月	火	水	木	金	土	指導者印
月 / 日	/	/	/	/	/	/	
出席							
月 / 日	/	/	/	/	/	/	
出席							
月 / 日	/	/	/	/	/	/	
出席							
月 / 日	/	/	/	/	/	/	
出席							
月 / 日	/	/	/	/	/	/	
出席							

≪記入の仕方≫

・この用紙は 1 実習科目 1 枚とします

・出席の場合：　○　，　欠席の場合：　／

・遅刻の場合：　チ（何分又は何時間遅刻してきたか表記してください）　例：チ 0.5h

・早退の場合：　ソ（何分又は何時間早退したか表記してください）　例：ソ 2h

≪備考≫

年　　　月　　　日

臨地実習出席表

実習生氏名　　　　　_____

臨地実習施設名　　　_____

臨地実習科目　　　　_____

臨地実習指導者氏名　_____　印

臨地実習期間　　　_____　年　　月　　日　～　　年　　月　　日

	月	火	水	木	金	土	指導者印
月／日	／	／	／	／	／	／	
出席							
月／日	／	／	／	／	／	／	
出席							
月／日	／	／	／	／	／	／	
出席							
月／日	／	／	／	／	／	／	
出席							
月／日	／	／	／	／	／	／	
出席							

≪記入の仕方≫

・この用紙は 1 実習科目 1 枚とします

・出席の場合：　　○　，　欠席の場合：　　／

・遅刻の場合：　チ（何分又は何時間遅刻してきたか表記してください）　例：チ 0.5h

・早退の場合：　ソ（何分又は何時間早退したか表記してください）　例：ソ 2h

≪備考≫

年　　　月　　　日

臨地実習出席表

実習生氏名　　　　＿＿＿＿＿＿＿＿＿＿＿＿＿＿＿＿＿＿＿＿＿＿＿＿＿

臨地実習施設名　　＿＿＿＿＿＿＿＿＿＿＿＿＿＿＿＿＿＿＿＿＿＿＿＿＿

臨地実習科目　　　＿＿＿＿＿＿＿＿＿＿＿＿＿＿＿＿＿＿＿＿＿＿＿＿＿

臨地実習指導者氏名　＿＿＿＿＿＿＿＿＿＿＿＿＿＿＿＿＿＿＿＿＿＿＿＿　印

臨地実習期間　　＿＿＿＿＿＿＿＿　年　　月　　日　～　　年　　月　　日

	月	火	水	木	金	土	指導者印
月 / 日	/	/	/	/	/	/	
出席							
月 / 日	/	/	/	/	/	/	
出席							
月 / 日	/	/	/	/	/	/	
出席							
月 / 日	/	/	/	/	/	/	
出席							
月 / 日	/	/	/	/	/	/	
出席							

≪記入の仕方≫

・この用紙は 1 実習科目 1 枚とします

・出席の場合：　○　,　欠席の場合：　/

・遅刻の場合：　チ（何分又は何時間遅刻してきたか表記してください）　例：チ 0.5h

・早退の場合：　ソ（何分又は何時間早退したか表記してください）　例：ソ 2h

≪備考≫

年　　　月　　　日

臨地実習出席表

実習生氏名　　　＿＿＿＿＿＿＿＿＿＿＿＿＿＿＿＿＿＿＿＿＿＿＿

臨地実習施設名　＿＿＿＿＿＿＿＿＿＿＿＿＿＿＿＿＿＿＿＿＿＿＿

臨地実習科目　　＿＿＿＿＿＿＿＿＿＿＿＿＿＿＿＿＿＿＿＿＿＿＿

臨地実習指導者氏名　＿＿＿＿＿＿＿＿＿＿＿＿＿＿＿＿＿＿　印

臨地実習期間　　＿＿＿＿＿＿＿　年　　月　　日　～　　年　　月　　日

	月	火	水	木	金	土	指導者印
月／日	／	／	／	／	／	／	
出席							
月／日	／	／	／	／	／	／	
出席							
月／日	／	／	／	／	／	／	
出席							
月／日	／	／	／	／	／	／	
出席							
月／日	／	／	／	／	／	／	
出席							

≪記入の仕方≫

・この用紙は 1 実習科目 1 枚とします

・出席の場合：　○　，　欠席の場合：　／

・遅刻の場合：　チ（何分又は何時間遅刻してきたか表記してください）　例：チ 0.5h

・早退の場合：　ソ（何分又は何時間早退したか表記してください）　例：ソ 2h

≪備考≫

年　　　月　　　日

臨地実習出席表

実習生氏名　　　＿＿＿＿＿＿＿＿＿＿＿＿＿＿＿＿＿＿＿＿＿＿＿＿＿

臨地実習施設名　＿＿＿＿＿＿＿＿＿＿＿＿＿＿＿＿＿＿＿＿＿＿＿＿＿

臨地実習科目　　＿＿＿＿＿＿＿＿＿＿＿＿＿＿＿＿＿＿＿＿＿＿＿＿＿

臨地実習指導者氏名　＿＿＿＿＿＿＿＿＿＿＿＿＿＿＿＿＿＿＿＿　印

臨地実習期間　　＿＿＿＿＿＿＿　年　　月　　日　～　　年　　月　　日

	月	火	水	木	金	土	指導者印
月／日	／	／	／	／	／	／	
出席							
月／日	／	／	／	／	／	／	
出席							
月／日	／	／	／	／	／	／	
出席							
月／日	／	／	／	／	／	／	
出席							
月／日	／	／	／	／	／	／	
出席							

≪記入の仕方≫

・この用紙は 1 実習科目 1 枚とします

・出席の場合：　○　，　欠席の場合：　／

・遅刻の場合：　チ（何分又は何時間遅刻してきたか表記してください）　例：**チ 0.5h**

・早退の場合：　ソ（何分又は何時間早退したか表記してください）　例：**ソ 2h**

≪備考≫

年　　月　　日

臨地実習出席表

実習生氏名　　　_____

臨地実習施設名　_____

臨地実習科目　　_____

臨地実習指導者氏名　_____　印

臨地実習期間　　_____　年　月　日　～　　年　月　日

	月	火	水	木	金	土	指導者印
月／日	／	／	／	／	／	／	
出席							
月／日	／	／	／	／	／	／	
出席							
月／日	／	／	／	／	／	／	
出席							
月／日	／	／	／	／	／	／	
出席							
月／日	／	／	／	／	／	／	
出席							

≪記入の仕方≫

・この用紙は１実習科目１枚とします

・出席の場合：　○　,　欠席の場合：　／

・遅刻の場合：　チ（何分又は何時間遅刻してきたか表記してください）　例：チ 0.5h

・早退の場合：　ソ（何分又は何時間早退したか表記してください）　例：ソ 2h

≪備考≫

　　　　　　　　　　　　　　　　　　　　　　　　　　年　　　月　　　日

<h1>臨地実習出席表</h1>

実習生氏名　　　＿＿＿＿＿＿＿＿＿＿＿＿＿＿＿＿＿＿＿＿＿＿＿＿＿＿＿

臨地実習施設名　＿＿＿＿＿＿＿＿＿＿＿＿＿＿＿＿＿＿＿＿＿＿＿＿＿＿＿

臨地実習科目　　＿＿＿＿＿＿＿＿＿＿＿＿＿＿＿＿＿＿＿＿＿＿＿＿＿＿＿

臨地実習指導者氏名　＿＿＿＿＿＿＿＿＿＿＿＿＿＿＿＿＿＿＿＿＿＿　印

臨地実習期間　　＿＿＿＿＿＿＿＿＿　年　　月　　日　～　　年　　月　　日

	月	火	水	木	金	土	指導者印
月 / 日	/	/	/	/	/	/	
出席							
月 / 日	/	/	/	/	/	/	
出席							
月 / 日	/	/	/	/	/	/	
出席							
月 / 日	/	/	/	/	/	/	
出席							
月 / 日	/	/	/	/	/	/	
出席							

≪記入の仕方≫

・この用紙は 1 実習科目 1 枚とします

・出席の場合：　○　，　欠席の場合：　／

・遅刻の場合：　チ（何分又は何時間遅刻してきたか表記してください）　例：チ 0.5h

・早退の場合：　ソ（何分又は何時間早退したか表記してください）　例：ソ 2h

≪備考≫

年　　月　　日

臨地実習出席表

実習生氏名　＿＿＿＿＿＿＿＿＿＿＿＿＿＿＿＿＿＿＿＿＿
臨地実習施設名　＿＿＿＿＿＿＿＿＿＿＿＿＿＿＿＿＿＿＿
臨地実習科目　＿＿＿＿＿＿＿＿＿＿＿＿＿＿＿＿＿＿＿＿
臨地実習指導者氏名　＿＿＿＿＿＿＿＿＿＿＿＿＿＿＿　印

臨地実習期間　＿＿＿＿＿＿　年　月　日　～　年　月　日

	月	火	水	木	金	土	指導者印
月／日	／	／	／	／	／	／	
出席							
月／日	／	／	／	／	／	／	
出席							
月／日	／	／	／	／	／	／	
出席							
月／日	／	／	／	／	／	／	
出席							
月／日	／	／	／	／	／	／	
出席							

≪記入の仕方≫

・この用紙は1実習科目1枚とします

・出席の場合：　○　，　欠席の場合：　／

・遅刻の場合：　チ（何分又は何時間遅刻してきたか表記してください）　例：チ 0.5h

・早退の場合：　ソ（何分又は何時間早退したか表記してください）　例：ソ 2h

≪備考≫

実習科目別出席表

実習施設名		養成施設名	
実習科目名		実習生氏名	

実習期間	月　日　～　月　日

出停，忌引などの日数		日
出席しなければならない日数		日
欠　席　日　数	病　　気	日
	事　　故	日
出　席　日　数		日
遅　刻		回
早　退		回

実習施設提出用

実習科目別出席表

実習施設名		養成施設名	
実習科目名		実習生氏名	

実習期間	月　日　～　月　日

出停，忌引などの日数		日
出席しなければならない日数		日
欠　席　日　数	病　　気	日
	事　　故	日
出　席　日　数		日
遅　刻		回
早　退		回

実習科目別出席表

実習施設名		養成施設名	
実習科目名		実習生氏名	

実習期間	月　日　～　月　日

出停，忌引などの日数			日
出席しなければならない日数			日
欠　席　日　数		病　気	日
		事　故	日
出　席　日　数			日
遅　刻			回
早　退			回

実習科目別出席表

実習施設名		養成施設名	
実習科目名		実習生氏名	

実習期間	月　日　～　月　日

出停，忌引などの日数			日
出席しなければならない日数			日
欠　席　日　数		病　気	日
		事　故	日
出　席　日　数			日
遅　刻			回
早　退			回

実習科目別出席表

実習施設名		養成施設名	
実習科目名		実習生氏名	

実習期間	月　日　～　月　日

出停，忌引などの日数			日
出席しなければならない日数			日
欠　席　日　数		病　気	日
		事　故	日
出　席　日　数			日
遅　刻			回
早　退			回

実習科目別出席表

実習施設名		養成施設名	
実習科目名		実習生氏名	

実習期間	月　日　～　月　日

出停，忌引などの日数			日
出席しなければならない日数			日
欠　席　日　数		病　気	日
		事　故	日
出　席　日　数			日
遅　刻			回
早　退			回

実習科目別出席表

実習施設名		養成施設名	
実習科目名		実習生氏名	

実習期間	月　日　～　月　日

出停，忌引などの日数			日
出席しなければならない日数			日
欠　席　日　数		病　　気	日
		事　　故	日
出　席　日　数			日
遅　刻			回
早　退			回

実習科目別出席表

実習施設名		養成施設名	
実習科目名		実習生氏名	

実習期間	月　日　～　月　日

出停，忌引などの日数			日
出席しなければならない日数			日
欠　席　日　数		病　　気	日
		事　　故	日
出　席　日　数			日
遅　刻			回
早　退			回

実習施設提出用

実習科目別出席表

実習施設名		養成施設名	
実習科目名		実習生氏名	

実習期間	月　日　～　月　日

出停，忌引などの日数			日
出席しなければならない日数			日
欠　席　日　数		病　気	日
		事　故	日
出　席　日　数			日
遅　刻			回
早　退			回

実習施設提出用

実習科目別出席表

実習施設名		養成施設名	
実習科目名		実習生氏名	

実習期間	月　日　～　月　日

出停，忌引などの日数			日
出席しなければならない日数			日
欠　席　日　数		病　気	日
		事　故	日
出　席　日　数			日
遅　刻			回
早　退			回

実習科目別出席表

実習施設名		養成施設名	
実習科目名		実習生氏名	

実習期間	月　日　～　月　日

出停，忌引などの日数			日
出席しなければならない日数			日
欠　席　日　数		病　気	日
		事　故	日
出　席　日　数			日
遅　刻			回
早　退			回

実習科目別出席表

実習施設名		養成施設名	
実習科目名		実習生氏名	

実習期間	月　日　～　月　日

出停，忌引などの日数			日
出席しなければならない日数			日
欠　席　日　数		病　気	日
		事　故	日
出　席　日　数			日
遅　刻			回
早　退			回

実習科目別出席表

実習施設名		養成施設名	
実習科目名		実習生氏名	

実習期間	月　日　～　月　日

出停，忌引などの日数			日
出席しなければならない日数			日
欠　席　日　数		病　　気	日
		事　　故	日
出　席　日　数			日
遅　刻			回
早　退			回

実習施設提出用

実習科目別出席表

実習施設名		養成施設名	
実習科目名		実習生氏名	

実習期間	月　日　～　月　日

出停，忌引などの日数			日
出席しなければならない日数			日
欠　席　日　数		病　　気	日
		事　　故	日
出　席　日　数			日
遅　刻			回
早　退			回

実習科目別出席表

実習施設名		養成施設名	
実習科目名		実習生氏名	

実習期間	月　日　〜　月　日

出停，忌引などの日数			日
出席しなければならない日数			日
欠　席　日　数		病　気	日
		事　故	日
出　席　日　数			日
遅　刻			回
早　退			回

実習施設提出用

実習科目別出席表

実習施設名		養成施設名	
実習科目名		実習生氏名	

実習期間	月　日　〜　月　日

出停，忌引などの日数			日
出席しなければならない日数			日
欠　席　日　数		病　気	日
		事　故	日
出　席　日　数			日
遅　刻			回
早　退			回

出席状況のまとめ

養成施設名 _____

実習生氏名 _____

番号 _____

科	日	期 間	実習予定日数	出席	欠席	遅刻	早退	出停忌引など				
		自 月 日 至 月 日										
		自 月 日 至 月 日										
		自 月 日 至 月 日										
		自 月 日 至 月 日										
		自 月 日 至 月 日										
		自 月 日 至 月 日										
		自 月 日 至 月 日										
		自 月 日 至 月 日										
		自 月 日 至 月 日										
		自 月 日 至 月 日										

提出日：　　　　　年　　月　　日

遅刻・欠席・早退届

実　習　施　設　名：＿＿＿＿＿＿＿＿＿＿＿＿＿＿＿＿

臨地実習指導者氏名：＿＿＿＿＿＿＿＿＿＿＿＿＿　様

下記の通り臨地実習を遅刻・欠席・早退しましたので届出ます.

養成施設名：＿＿＿＿＿＿＿＿＿＿＿＿＿

学 籍 番 号：＿＿＿＿＿＿＿＿＿＿＿＿＿

実習生氏名：＿＿＿＿＿＿＿＿＿＿＿＿＿

記

日　　時：　年　　月　　日（　　時　　分　〜　　時　　分の　　時間）

内　　容：　遅刻　・　欠席　・　早退　（各該当に○をつける事）

理　　由：

※内容が複数の場合は，この用紙をコピーして使用すること.

※添付書類(診断書，証明書等)が必要な場合は内容が発生後速やかに提出すること

以上

提出日：　　　　　年　　月　　　日

遅刻・欠席・早退届

実 習 施 設 名：＿＿＿＿＿＿＿＿＿＿＿＿＿＿＿＿＿

臨地実習指導者氏名：＿＿＿＿＿＿＿＿＿＿＿＿＿＿様

下記の通り臨地実習を遅刻・欠席・早退しましたので届出ます．

養成施設名：＿＿＿＿＿＿＿＿＿＿＿＿＿＿＿

学 籍 番 号：＿＿＿＿＿＿＿＿＿＿＿＿＿＿＿

実習生氏名：＿＿＿＿＿＿＿＿＿＿＿＿＿＿＿

記

日　　時：　　年　　月　　日（　　時　　分 ～　　時　　分の　　時間）

内　　容：　遅刻　・　欠席　・　早退　（各該当に○をつける事）

理　　由：

※内容が複数の場合は，この用紙をコピーして使用すること．

※添付書類(診断書，証明書等)が必要な場合は内容が発生後速やかに提出すること

以上

提出日：　　　　　年　　月　　日

遅刻・欠席・早退届

実 習 施 設 名：＿＿＿＿＿＿＿＿＿＿＿＿＿＿＿＿＿

臨地実習指導者氏名：＿＿＿＿＿＿＿＿＿＿＿＿＿＿　様

下記の通り臨地実習を遅刻・欠席・早退しましたので届出ます．

養成施設名：＿＿＿＿＿＿＿＿＿＿＿＿＿＿＿

学 籍 番 号：＿＿＿＿＿＿＿＿＿＿＿＿＿＿＿

実習生氏名：＿＿＿＿＿＿＿＿＿＿＿＿＿＿＿

記

日　　時：　　年　　月　　日（　　時　　分 ～ 　　時　　分の　　時間）

内　　容：　遅刻　・　欠席　・　早退　（各該当に○をつける事）

理　　由：

※内容が複数の場合は，この用紙をコピーして使用すること．

※添付書類(診断書，証明書等)が必要な場合は内容が発生後速やかに提出すること

以上

提出日：　　　　　年　　月　　日

遅刻・欠席・早退届

実 習 施 設 名：＿＿＿＿＿＿＿＿＿＿＿＿＿＿＿＿

臨地実習指導者氏名：＿＿＿＿＿＿＿＿＿＿＿＿＿様

下記の通り臨地実習を遅刻・欠席・早退しましたので届出ます．

養成施設名：＿＿＿＿＿＿＿＿＿＿＿＿＿＿

学 籍 番 号：＿＿＿＿＿＿＿＿＿＿＿＿＿＿

実習生氏名：＿＿＿＿＿＿＿＿＿＿＿＿＿＿

記

日　　　時：　年　　月　　日（　時　　分 ～　　時　　分の　　時間）

内　　　容：　遅刻　・　欠席　・　早退　（各該当に○をつける事）

理　　　由：

※内容が複数の場合は，この用紙をコピーして使用すること．

※添付書類(診断書，証明書等)が必要な場合は内容が発生後速やかに提出すること

以上

臨地実習ガイドライン 2021　様式５準拠

提出日：　　　　　年　　月　　日

遅刻・欠席・早退届

実 習 施 設 名：＿＿＿＿＿＿＿＿＿＿＿＿＿＿＿＿

臨地実習指導者氏名：＿＿＿＿＿＿＿＿＿＿＿＿＿　様

下記の通り臨地実習を遅刻・欠席・早退しましたので届出ます．

養成施設名：＿＿＿＿＿＿＿＿＿＿＿＿＿＿＿

学 籍 番 号：＿＿＿＿＿＿＿＿＿＿＿＿＿＿＿

実習生氏名：＿＿＿＿＿＿＿＿＿＿＿＿＿＿＿

記

日　　時：　年　　月　　日（　　時　　分 ～　　時　　分の　　時間)

内　　容：　遅刻　・　欠席　・　早退　（各該当に〇をつける事）

理　　由：

※内容が複数の場合は，この用紙をコピーして使用すること.

※添付書類(診断書，証明書等)が必要な場合は内容が発生後速やかに提出すること

以上

提出日：　　　　年　　月　　日

遅刻・欠席・早退届

実　習　施　設　名：＿＿＿＿＿＿＿＿＿＿＿＿＿＿＿＿＿

臨地実習指導者氏名：＿＿＿＿＿＿＿＿＿＿＿＿＿　様

下記の通り臨地実習を遅刻・欠席・早退しましたので届出ます．

養成施設名：＿＿＿＿＿＿＿＿＿＿＿＿＿

学 籍 番 号：＿＿＿＿＿＿＿＿＿＿＿＿＿

実習生氏名：＿＿＿＿＿＿＿＿＿＿＿＿＿

記

日　　時：　　年　　月　　日（　　時　　分　～　　時　　分の　　時間）

内　　容：　遅刻　・　欠席　・　早退　（各該当に○をつける事）

理　　由：

※内容が複数の場合は，この用紙をコピーして使用すること．

※添付書類(診断書，証明書等)が必要な場合は内容が発生後速やかに提出すること

以上

提出日：　　　　　年　　月　　　日

遅刻・欠席・早退届

実 習 施 設 名：＿＿＿＿＿＿＿＿＿＿＿＿＿＿＿＿

臨地実習指導者氏名：＿＿＿＿＿＿＿＿＿＿＿＿　様

下記の通り臨地実習を遅刻・欠席・早退しましたので届出ます．

養成施設名：＿＿＿＿＿＿＿＿＿＿＿＿＿＿

学 籍 番 号：＿＿＿＿＿＿＿＿＿＿＿＿＿＿

実習生氏名：＿＿＿＿＿＿＿＿＿＿＿＿＿＿

記

日　　　時：　　年　　月　　　日（　　時　　分 〜　　時　　分の　　時間）

内　　　容：　遅刻　・　欠席　・　早退　（各該当に○をつける事）

理　　　由：

※内容が複数の場合は，この用紙をコピーして使用すること．

※添付書類(診断書，証明書等)が必要な場合は内容が発生後速やかに提出すること

以上

提出日：　　　　　年　　月　　　日

遅刻・欠席・早退届

実 習 施 設 名： _____

臨地実習指導者氏名： _____ 様

下記の通り臨地実習を遅刻・欠席・早退しましたので届出ます.

養成施設名： _____

学 籍 番 号： _____

実習生氏名： _____

記

日　　　時：　　年　　月　　　日（　　時　　分 〜　　時　　分の　　時間)

内　　　容：　遅刻　・　欠席　・　早退　（各該当に○をつける事)

理　　　由：

※内容が複数の場合は，この用紙をコピーして使用すること.

※添付書類(診断書，証明書等)が必要な場合は内容が発生後速やかに提出すること

以上

提出日：　　　　　年　　月　　日

遅刻・欠席・早退届

実 習 施 設 名：＿＿＿＿＿＿＿＿＿＿＿＿＿＿＿

臨地実習指導者氏名：＿＿＿＿＿＿＿＿＿＿＿＿＿様

下記の通り臨地実習を遅刻・欠席・早退しましたので届出ます.

養成施設名：＿＿＿＿＿＿＿＿＿＿＿＿＿

学 籍 番 号：＿＿＿＿＿＿＿＿＿＿＿＿＿

実習生氏名：＿＿＿＿＿＿＿＿＿＿＿＿＿

記

日　　時：　年　　月　　日（　　時　　分 ～ 　　時　　分の　　時間)

内　　容：　遅刻　・　欠席　・　早退　（各該当に○をつける事）

理　　由：

※内容が複数の場合は，この用紙をコピーして使用すること.

※添付書類(診断書，証明書等)が必要な場合は内容が発生後速やかに提出すること

以上

提出日：　　　　　年　　月　　日

遅刻・欠席・早退届

実 習 施 設 名：＿＿＿＿＿＿＿＿＿＿＿＿＿＿＿＿＿

臨地実習指導者氏名：＿＿＿＿＿＿＿＿＿＿＿＿＿様

下記の通り臨地実習を遅刻・欠席・早退しましたので届出ます.

養成施設名：＿＿＿＿＿＿＿＿＿＿＿＿＿＿＿

学 籍 番 号：＿＿＿＿＿＿＿＿＿＿＿＿＿＿＿

実習生氏名：＿＿＿＿＿＿＿＿＿＿＿＿＿＿＿

記

日　　　　時：　　年　　月　　日（　　時　　分 ～ 　　時　　分の　　　時間）

内　　　　容：　遅刻　・　欠席　・　早退　（各該当に〇をつける事）

理　　　　由：

※内容が複数の場合は，この用紙をコピーして使用すること.

※添付書類(診断書，証明書等)が必要な場合は内容が発生後速やかに提出すること

以上

提出日：　　　　　年　　月　　日

遅刻・欠席・早退届

実 習 施 設 名：＿＿＿＿＿＿＿＿＿＿＿＿＿＿＿＿

臨地実習指導者氏名：＿＿＿＿＿＿＿＿＿＿＿＿＿　様

下記の通り臨地実習を遅刻・欠席・早退しましたので届出ます．

養成施設名：＿＿＿＿＿＿＿＿＿＿＿＿＿＿

学 籍 番 号：＿＿＿＿＿＿＿＿＿＿＿＿＿＿

実習生氏名：＿＿＿＿＿＿＿＿＿＿＿＿＿＿

記

日　　　時：　　年　　月　　日（　　時　　分　～　　時　　分の　　時間）

内　　　容：　遅刻　・　欠席　・　早退　（各該当に○をつける事）

理　　　由：

※内容が複数の場合は，この用紙をコピーして使用すること．
※添付書類(診断書，証明書等)が必要な場合は内容が発生後速やかに提出すること

以上

提出日：　　　　年　　月　　　日

遅刻・欠席・早退届

実 習 施 設 名：＿＿＿＿＿＿＿＿＿＿＿＿＿＿＿＿

臨地実習指導者氏名：＿＿＿＿＿＿＿＿＿＿＿＿＿　様

下記の通り臨地実習を遅刻・欠席・早退しましたので届出ます．

養成施設名：＿＿＿＿＿＿＿＿＿＿＿＿＿

学 籍 番 号：＿＿＿＿＿＿＿＿＿＿＿＿＿

実習生氏名：＿＿＿＿＿＿＿＿＿＿＿＿＿

記

日　　　時：　　年　　月　　日 (　　時　　分 〜 　　時　　分の　　時間)

内　　　容：　遅刻　・　欠席　・　早退　（各該当に○をつける事）

理　　　由：

※内容が複数の場合は，この用紙をコピーして使用すること．

※添付書類(診断書，証明書等)が必要な場合は内容が発生後速やかに提出すること

以上

自己評価基準書（生理学的検査）

臨地実習施設名：＿＿＿＿＿＿＿＿＿＿＿＿＿＿＿＿＿＿＿＿＿＿＿＿＿

分野別指導者：＿＿＿＿＿＿＿＿＿＿＿＿＿＿＿＿＿＿＿＿＿＿＿＿＿

学 生 氏 名：＿＿＿＿＿＿＿＿＿＿＿＿＿＿＿＿＿＿＿＿＿＿＿＿＿

実 習 期 間：＿＿＿＿＿年＿＿月＿＿日（　）～　＿＿年＿＿月＿＿日（　）

臨地実習の注意・態度・心得・付帯事項等：共通項目

一般目標	行 動 目 標	行動目標評価	一般目標評価
臨地実習の注意・態度・心得付帯事項等	医療人として相応しい身だしなみができる	A・B・C・D・E	A・B・C・D・E
	医療人として相応しい言葉遣いができる	A・B・C・D・E	
	時間や約束事を守ることができる	A・B・C・D・E	
	臨地実習指導者の指示に適切に答えることができる	A・B・C・D・E	
	実習先のスタッフと良好なコミュニケーションがとれる	A・B・C・D・E	
	実習に際して目的意識をもって臨むことができる	A・B・C・D・E	
	実習先の患者に対して不快感を与えない態度が取れる	A・B・C・D・E	
	実習先の患者の本人確認ができる	A・B・C・D・E	
	守秘義務・個人情報保護遵守に注意を払うことができる	A・B・C・D・E	
	実習施設などを清潔に保つことができる	A・B・C・D・E	
	実習施設の医療機器や備品などについて大切に取り扱うことができる	A・B・C・D・E	

1. 必ず実施させる行為：生理学的検査

一般目標	行 動 目 標	行動目標評価	一般目標評価
標準 12 誘導心電図検査	患者の安全に配慮し検査室に誘導できる	A・B・C・D・E	A・B・C・D・E
	患者に心電図検査の一般的な目的を説明できる	A・B・C・D・E	
	患者に脱衣などの検査準備の指示ができる	A・B・C・D・E	
	電極を手早く正確に装着できる	A・B・C・D・E	
	診断に適した波形記録ができる	A・B・C・D・E	
	ペーストや電極の除去などが手際よく行える	A・B・C・D・E	
	患者へ着衣と検査後の指示ができる	A・B・C・D・E	
	検査中の容態急変に備えた観察・行動ができる	A・B・C・D・E	
	心電図検査を対象とする代表的疾患の概要と検査結果の特徴を説明できる	A・B・C・D・E	
	測定結果を報告書へ正確に記入・転送などができる	A・B・C・D・E	
	全ての手順をスムーズに行える	A・B・C・D・E	

一般目標	行動目標	行動目標評価	一般目標評価
肺機能検査 （スパイロメトリー）	患者の安全に配慮し検査室に誘導できる	A・B・C・D・E	A・B・C・D・E
	患者に肺機能検査の一般的な目的を説明できる	A・B・C・D・E	
	患者に検査中の注意点が説明できる	A・B・C・D・E	
	クリップなどの器具を手早く正確に装着できる	A・B・C・D・E	
	検査中の呼吸の指示がしっかりとできる	A・B・C・D・E	
	検査器具の除去などが手際よく行える	A・B・C・D・E	
	検査中の容態急変に備えた観察・行動ができる	A・B・C・D・E	
	患者へ検査後の指示ができる	A・B・C・D・E	
	測定結果を報告書へ正確に記入・転送などができる	A・B・C・D・E	

2. 必ず見学させる行為：生理学的検査

一般目標	行動目標	行動目標評価	一般目標評価
ホルター心電図 検査のための 検査器具装着	ホルター心電図検査の一般的な目的を説明できる	A・B・C・D・E	A・B・C・D・E
	各種誘導法の特徴と電極位置を説明できる	A・B・C・D・E	
	検査中の一般的な注意事項が説明できる	A・B・C・D・E	
	電極装着中の容態急変に備えた観察・行動について説明できる	A・B・C・D・E	
肺機能検査 （スパイロメトリー 除く）	各種肺機能検査の一般的な目的を説明できる	A・B・C・D・E	A・B・C・D・E
	検査中の一般的な注意事項が説明できる	A・B・C・D・E	
	検査中の呼吸の指示について説明できる	A・B・C・D・E	
	肺機能検査を対象とする代表的疾患の概要と検査結果の特徴を説明できる	A・B・C・D・E	
	検査中の容態急変に備えた観察・行動について説明できる	A・B・C・D・E	
脳波検査	脳波検査の一般的な目的を説明できる	A・B・C・D・E	A・B・C・D・E
	検査中の一般的な注意事項が説明できる	A・B・C・D・E	
	脳波検査を対象とする代表的疾患の概要と検査結果の特徴を説明できる	A・B・C・D・E	
	検査中の容態急変に備えた観察・行動について説明できる	A・B・C・D・E	
負荷心電図 検査	負荷心電図検査の一般的な目的を説明できる	A・B・C・D・E	A・B・C・D・E
	機械・器具などの正しい準備ができる	A・B・C・D・E	
	検査中の一般的な注意事項が説明できる	A・B・C・D・E	
	検査中の医師との連携が説明できる	A・B・C・D・E	
	検査中の容態急変に備えた観察・行動について説明できる	A・B・C・D・E	
超音波検査 （心臓） …続き有	心臓超音波検査の一般的な目的を説明できる	A・B・C・D・E	A・B・C・D・E
	検査中の体位変換と呼吸の指示が説明できる	A・B・C・D・E	
	超音波の基本的な性質が説明できる	A・B・C・D・E	
	検査中の一般的な注意事項が説明できる	A・B・C・D・E	

一般目標	行　動　目　標	行動目標評価	一般目標評価
超音波検査 （心臓）	各種測定モードの特徴と検査対象臓器が説明できる	A・B・C・D・E	
	プローブの持ち方など器機取り扱いの注意点が説明できる	A・B・C・D・E	
	心臓超音波検査を対象とする代表的疾患の概要と検査結果の特徴を説明できる	A・B・C・D・E	
	検査中の容態急変に備えた観察・行動について説明できる	A・B・C・D・E	
超音波検査 （腹部）	腹部超音波検査の一般的な目的を説明できる	A・B・C・D・E	A・B・C・D・E
	検査中の体位変換と呼吸の指示が説明できる	A・B・C・D・E	
	超音波の基本的性質が説明できる	A・B・C・D・E	
	検査中の一般的な注意事項が説明できる	A・B・C・D・E	
	各種測定モードの特徴と検査対象臓器が説明できる	A・B・C・D・E	
	プローブの持ち方など器機取り扱いの注意点が説明できる	A・B・C・D・E	
	腹部超音波検査を対象とする代表的疾患の概要と検査結果の特徴を説明できる	A・B・C・D・E	
	検査中の容態急変に備えた観察・行動について説明できる	A・B・C・D・E	
足関節上腕血圧比（ABI）検査	ABI 検査の一般的な目的を説明できる	A・B・C・D・E	A・B・C・D・E
	検査中の一般的な注意事項が説明できる	A・B・C・D・E	
	ABI 検査を対象とする代表的疾患の概要と検査結果の特徴を説明できる	A・B・C・D・E	
	検査中の容態急変に備えた観察・行動について説明できる	A・B・C・D・E	
	ABI 検査の禁忌を説明できる	A・B・C・D・E	

3.　実施させることが望ましい行為：生理学的検査

　　該当項目なし

4.　見学させることが望ましい行為：生理学的検査

一般目標	行　動　目　標	行動目標評価	一般目標評価
運動誘発電位検査	運動誘発電位検査の一般的な目的を説明できる	A・B・C・D・E	A・B・C・D・E
	検査中の一般的な注意事項が説明できる	A・B・C・D・E	
体性感覚誘発電位検査	体性感覚誘発電位検査の一般的な目的を説明できる	A・B・C・D・E	A・B・C・D・E
	検査中の一般的な注意事項が説明できる	A・B・C・D・E	

〔評価基準〕

評価	実 技 評 価
A	他の学生に教えられる
B	すべて自分でできる
C	ひと言ヒントがあれば自分でできる
D	模範を見せてもらえればその通りに出来る
E	全てを一緒にやってもらえれば出来る

自己評価基準書（検体検査：血液学的検査）

臨地実習施設名： _____

分野別指導者： _____

学 生 氏 名： _____

実 習 期 間： _____ 年 ___ 月 ___ 日（ ） 〜 ___ 年 ___ 月 ___ 日（ ）

臨地実習の注意・態度・心得・付帯事項等：共通項目

一般目標	行 動 目 標	行動目標評価	一般目標評価
臨地実習の 注意・態度・心得 付帯事項等	医療人として相応しい身だしなみができる	A・B・C・D・E	A・B・C・D・E
	医療人として相応しい言葉遣いができる	A・B・C・D・E	
	時間や約束事を守ることができる	A・B・C・D・E	
	臨地実習指導者の指示に適切に答えることができる	A・B・C・D・E	
	実習先のスタッフと良好なコミュニケーションがとれる	A・B・C・D・E	
	実習に際して目的意識をもって臨むことができる	A・B・C・D・E	
	実習先の患者に対して不快感を与えない態度が取れる	A・B・C・D・E	
	守秘義務・個人情報保護遵守に注意を払うことができる	A・B・C・D・E	
	実習施設などを清潔に保つことができる	A・B・C・D・E	
	実習施設の医療機器や備品などについて大切に取り扱うことができる	A・B・C・D・E	

1．必ず実施させる行為：血液学的検査

一般目標	行 動 目 標	行動目標評価	一般目標評価
血球計数検査	検体の確認ができる（氏名・抗凝固剤，検体量，凝固，溶血等）	A・B・C・D・E	A・B・C・D・E
	機器に検体を間違いなくセットし測定できる	A・B・C・D・E	
	測定結果が基本的に妥当なデータか判断できる	A・B・C・D・E	
	測定結果を報告書へ正確に記入・転送などができる	A・B・C・D・E	
	各項目の基準範囲が説明できる	A・B・C・D・E	
	各種貧血・代表的血液疾患の血球計数結果を説明できる	A・B・C・D・E	
	血球計数機の測定原理の概要が説明できる	A・B・C・D・E	
	至急検体の対処方法が説明できる	A・B・C・D・E	
血液塗抹標本 作成と鏡検	検体の確認ができる（氏名・抗凝固剤，検体量，凝固，溶血等）	A・B・C・D・E	A・B・C・D・E
	塗抹標本の良悪とその原因が説明できる	A・B・C・D・E	
	良好な塗抹標本が作製できる（染色含む）	A・B・C・D・E	
	普通染色の原理が説明できる	A・B・C・D・E	

2. 必ず見学させる行為：血液学的検査

一般目標	行　動　目　標	行動目標評価	一般目標評価
精度管理	標準作業手順書（SOP）の目的を説明できる	A・B・C・D・E	A・B・C・D・E
	異常反応やパニック値への対応について説明できる	A・B・C・D・E	
	外部精度管理の種類とその必要性を説明できる	A・B・C・D・E	
	代表的な内部精度管理の種類と方法について説明できる	A・B・C・D・E	
	内部精度管理のフローと意義を説明できる	A・B・C・D・E	
メンテナンス作業	日々に行うメンテナンスの目的を説明できる	A・B・C・D・E	A・B・C・D・E
	定期的なメンテナンスの項目と必要性を説明できる	A・B・C・D・E	

3. 実施させることが望ましい行為：血液学的検査

一般目標	行　動　目　標	行動目標評価	一般目標評価
血栓・止血検査	検体の確認ができる（氏名・抗凝固剤，検体量，検体凝固など）	A・B・C・D・E	A・B・C・D・E
	PT，APTT検査の原理を説明できる	A・B・C・D・E	
	PT，APTT検査の用手法と装置分析の違いを説明できる	A・B・C・D・E	
	PT，APTT検査結果の解釈が出来る	A・B・C・D・E	
	出血時間について，原理と結果解釈について説明できる	A・B・C・D・E	
	FDP，Dダイマーの臨床的意義が説明できる	A・B・C・D・E	
	DICの病態と検査が説明できる	A・B・C・D・E	

〔評価基準〕

評価	実　技　評　価
A	他の学生に教えられる
B	すべて自分でできる
C	ひと言ヒントがあれば自分でできる
D	模範を見せてもらえればその通りに出来る
E	全てを一緒にやってもらえれば出来る

自己評価基準書（検体検査：尿・糞便等一般検査）

臨地実習施設名：　＿＿＿＿＿＿＿＿＿＿＿＿＿＿＿＿＿＿＿＿＿＿＿＿＿＿＿＿

分野別指導者：　　＿＿＿＿＿＿＿＿＿＿＿＿＿＿＿＿＿＿＿＿＿＿＿＿＿＿＿＿

学 生 氏 名：　　＿＿＿＿＿＿＿＿＿＿＿＿＿＿＿＿＿＿＿＿＿＿＿＿＿＿＿＿

実 習 期 間：　　＿＿＿＿＿年　　月　　日（　）～　　年　　月　　日（　）

臨地実習の注意・態度・心得・付帯事項等：共通項目

一般目標	行 動 目 標	行動目標評価	一般目標評価
臨地実習の 注意・態度・心得 付帯事項等	医療人として相応しい身だしなみができる	A・B・C・D・E	A・B・C・D・E
	医療人として相応しい言葉遣いができる	A・B・C・D・E	
	時間や約束事を守ることができる	A・B・C・D・E	
	臨地実習指導者の指示に適切に答えることができる	A・B・C・D・E	
	実習先のスタッフと良好なコミュニケーションがとれる	A・B・C・D・E	
	実習に際して目的意識をもって臨むことができる	A・B・C・D・E	
	実習先の患者に対して不快感を与えない態度が取れる	A・B・C・D・E	
	守秘義務・個人情報保護遵守に注意を払うことができる	A・B・C・D・E	
	実習施設などを清潔に保つことができる	A・B・C・D・E	
	実習施設の医療機器や備品などについて大切に取り扱うことができる	A・B・C・D・E	

1．必ず実施させる行為：尿・糞便等一般検査

一般目標	行 動 目 標	行動目標評価	一般目標評価
尿定性検査 （機器判定）	検体の確認ができる（氏名，性状，検体量等）	A・B・C・D・E	A・B・C・D・E
	色調等の観察が実施できる	A・B・C・D・E	
	試験紙を正しく取り扱い検体を測定できる	A・B・C・D・E	
	測定結果を報告書へ正確に記入・転送などができる	A・B・C・D・E	
	各項目の基準範囲が説明できる	A・B・C・D・E	
	各項目の測定原理が説明できる	A・B・C・D・E	
	各項目が異常値となる代表的疾患名と異常値となる機序が説明できる	A・B・C・D・E	

2. 必ず見学させる行為：尿・糞便等一般検査

一般目標	行　動　目　標	行動目標評価	一般目標評価
精度管理	標準作業手順書（SOP）の目的を説明できる	A・B・C・D・E	A・B・C・D・E
	測定結果のチェック方法について説明できる	A・B・C・D・E	
	異常反応やパニック値への対応について説明できる	A・B・C・D・E	
	外部精度管理の種類とその必要性を説明できる	A・B・C・D・E	
	代表的な内部精度管理の種類と方法について説明できる	A・B・C・D・E	
	内部精度管理のフローと意義を説明できる	A・B・C・D・E	
メンテナンス作業	日々に行うメンテナンスの目的を説明できる	A・B・C・D・E	A・B・C・D・E
	定期的なメンテナンスの項目と必要性を説明できる	A・B・C・D・E	

3. 実施させることが望ましい行為：尿・糞便等一般検査

一般目標	行　動　目　標	行動目標評価	一般目標評価
尿沈渣検査	検体の確認ができる（氏名，性状，検体量等）	A・B・C・D・E	A・B・C・D・E
	標本を正しく作製できる	A・B・C・D・E	
	正しい顕微鏡条件で鏡検できる	A・B・C・D・E	
	正常成分(赤血球，白血球，上皮細胞，塩類・結晶等)の特徴を説明できる	A・B・C・D・E	
	病的成分(糸球体型赤血球，各種円柱，結晶等)の特徴を説明できる	A・B・C・D・E	
	正常成分と病的基本成分を判別できる	A・B・C・D・E	
	JCCLSに準拠した方法で報告できる	A・B・C・D・E	

〔評価基準〕

評価	実　技　評　価
A	他の学生に教えられる
B	すべて自分でできる
C	ひと言ヒントがあれば自分でできる
D	模範を見せてもらえればその通りに出来る
E	全てを一緒にやってもらえれば出来る

自己評価基準書（検体検査：輸血・移植検査）

臨地実習施設名：　_____

分野別指導者：　_____

学 生 氏 名：　_____

実 習 期 間：　_____年___月___日（　）～　___年___月___日（　）

臨地実習の注意・態度・心得・付帯事項等：共通項目

一般目標	行 動 目 標	行動目標評価	一般目標評価
臨地実習の 注意・態度・心得 付帯事項等	医療人として相応しい身だしなみができる	A・B・C・D・E	A・B・C・D・E
	医療人として相応しい言葉遣いができる	A・B・C・D・E	
	時間や約束事を守ることができる	A・B・C・D・E	
	臨地実習指導者の指示に適切に答えることができる	A・B・C・D・E	
	実習先のスタッフと良好なコミュニケーションがとれる	A・B・C・D・E	
	実習に際して目的意識をもって臨むことができる	A・B・C・D・E	
	実習先の患者に対して不快感を与えない態度が取れる	A・B・C・D・E	
	守秘義務・個人情報保護遵守に注意を払うことができる	A・B・C・D・E	
	実習施設などを清潔に保つことができる	A・B・C・D・E	
	実習施設の医療機器や備品などについて大切に取り扱うことができる	A・B・C・D・E	

1. 必ず実施させる行為：輸血・移植検査

一般目標	行 動 目 標	行動目標評価	一般目標評価
血液型検査 （試験管法） …続き有	検体の確認ができる（氏名・抗凝固剤，検体量，検体凝固など）	A・B・C・D・E	A・B・C・D・E
	赤血球浮遊液の適切な濃度と作製法を説明できる	A・B・C・D・E	
	適切な濃度の赤血球浮遊液が作製できる	A・B・C・D・E	
	測定用試験管を規則正しく準備できる	A・B・C・D・E	
	判定試薬を正確に規定量滴下できる	A・B・C・D・E	
	血球浮遊液を正確に規定量滴下できる	A・B・C・D・E	
	ABO，Rh 血液型を正しく判定できる	A・B・C・D・E	
	ABO，Rh 血液型測定の適切な反応温度を説明できる	A・B・C・D・E	
	適切な温度で測定できる	A・B・C・D・E	
	血液型検査で使用する遠心力と時間を説明できる	A・B・C・D・E	
	輸血用遠心機を適切に操作できる	A・B・C・D・E	
	測定結果を報告書へ正確に記入・転送などができる	A・B・C・D・E	
	ABO 血液型の日本人の出現頻度が説明できる	A・B・C・D・E	
	ABO 血液型の代表的な亜型について説明できる	A・B・C・D・E	

一般目標	行　動　目　標	行動目標評価	一般目標評価
血液型検査	ABO, Rh血液型の異型輸血について説明できる	A・B・C・D・E	
（試験管法）	至急検体の対処方法が説明できる	A・B・C・D・E	

2. 必ず見学させる行為：輸血・移植検査

一般目標	行　動　目　標	行動目標評価	一般目標評価
精度管理	標準作業手順書（SOP）の目的を説明できる	A・B・C・D・E	A・B・C・D・E
	血液製剤管理について説明できる	A・B・C・D・E	
	機器管理方法について説明できる	A・B・C・D・E	
	外部精度管理の種類とその必要性を説明できる	A・B・C・D・E	
	代表的な内部精度管理の種類と方法について説明できる	A・B・C・D・E	
	内部精度管理のフローと意義を説明できる	A・B・C・D・E	

3. 実施させることが望ましい行為：輸血・移植検査

一般目標	行　動　目　標	行動目標評価	一般目標評価
交差適合試験	検体の確認ができる（溶血の有無等）	A・B・C・D・E	A・B・C・D・E
	主試験・副試験の一般的な目的・操作法を説明できる	A・B・C・D・E	
	主試験・副試験を実施し報告書を作成できる	A・B・C・D・E	
	血液製剤との交差適合試験において，副試験を省く理由を説明できる	A・B・C・D・E	
	IgG感作赤血球を使用する理由を説明できる	A・B・C・D・E	
不規則抗体検査	検体の確認ができる（氏名・抗凝固剤，検体量，検体凝固等）	A・B・C・D・E	A・B・C・D・E
	不規則抗体検査の一般的な目的・操作法を説明できる	A・B・C・D・E	
	不規則抗体の反応温度，反応原理を説明できる	A・B・C・D・E	
	蛋白分解酵素法の特徴を説明できる	A・B・C・D・E	
	不規則抗体検査を実施できる	A・B・C・D・E	
	不規則抗体の同定検査を実施できる	A・B・C・D・E	
	アンチグラムにより消去法にて，不規則抗体を同定できる	A・B・C・D・E	
	適合血を提案できる	A・B・C・D・E	

〔評価基準〕

評価	実　技　評　価
A	他の学生に教えられる
B	すべて自分でできる
C	ひと言ヒントがあれば自分でできる
D	模範を見せてもらえればその通りに出来る
E	全てを一緒にやってもらえれば出来る

自己評価基準書（検体検査：微生物学的検査）

臨地実習施設名：　_____

分野別指導者：　_____

学 生 氏 名：　_____

実 習 期 間：　_____ 年 _____ 月 _____ 日（　）～ _____ 年 _____ 月 _____ 日（　）

臨地実習の注意・態度・心得・付帯事項等：共通項目

一般目標	行 動 目 標	行動目標評価	一般目標評価
臨地実習の 注意・態度・心得・ 付帯事項等	医療人として相応しい身だしなみができる	A・B・C・D・E	A・B・C・D・E
	医療人として相応しい言葉遣いができる	A・B・C・D・E	
	時間や約束事を守ることができる	A・B・C・D・E	
	臨地実習指導者の指示に適切に答えることができる	A・B・C・D・E	
	実習先のスタッフと良好なコミュニケーションがとれる	A・B・C・D・E	
	実習に際して目的意識をもって臨むことができる	A・B・C・D・E	
	実習先の患者に対して不快感を与えない態度が取れる	A・B・C・D・E	
	守秘義務・個人情報保護遵守に注意を払うことができる	A・B・C・D・E	
	実習施設などを清潔に保つことができる	A・B・C・D・E	
	実習施設の医療機器や備品などについて大切に取り扱うことができる	A・B・C・D・E	

1. 必ず実施させる行為：微生物学的検査

一般目標	行 動 目 標	行動目標評価	一般目標評価
培養・Gram 染色 検査 …続き有	検体の確認（氏名，性状，保存状態等）ができる	A・B・C・D・E	A・B・C・D・E
	微生物検査における無菌操作が実施できる	A・B・C・D・E	
	検体に適した培地を選択し，症状に合わせた選択培地を追加できる	A・B・C・D・E	
	Gram 染色の染色原理と手順が説明できる	A・B・C・D・E	
	Gram 染色を適切に実施できる	A・B・C・D・E	
	顕微鏡を正しく取り扱え，鏡検ができる	A・B・C・D・E	
	鏡検により Gram 陽性・陰性と球菌・桿菌，酵母の鑑別ができる	A・B・C・D・E	
	代表的な細菌名とその疾患，形態が説明できる	A・B・C・D・E	
	スタンダードプリコーション（標準予防策）を理解できる	A・B・C・D・E	
	PPE（個人防護具）を正しい順序と操作で脱着できる	A・B・C・D・E	
	ICT・AST の役割，細菌検査室との連携の在り方を体験できる	A・B・C・D・E	
	血液培養装置の原理を説明できる	A・B・C・D・E	

一般目標	行　動　目　標	行動目標評価	一般目標評価
培養・Gram 染色検査	血液培養の結果から次にとるべき対応を説明できる	A・B・C・D・E	
	コロニーからの菌推定ができる	A・B・C・D・E	
	適切な検体であるか評価できる（採取容器，検体外見，鏡検時）	A・B・C・D・E	

2.　必ず見学させる行為：微生物学的検査

該当項目なし

3.　実施させることが望ましい行為：微生物学的検査

一般目標	行　動　目　標	行動目標評価	一般目標評価
同定・薬剤感受性試験	全自動同定薬剤感受性検査システムの原理を説明できる	A・B・C・D・E	A・B・C・D・E
	微量液体希釈法から MIC（最小発育阻止濃度）を求めることができる	A・B・C・D・E	
	MIC から薬剤耐性菌の判定ができる	A・B・C・D・E	
	ESBL，MBL，CRE 等の薬剤耐性菌の検査方法を説明できる	A・B・C・D・E	
	遺伝子診断（微生物）を説明できる	A・B・C・D・E	
	イムノクロマト法による同定検査の原理を説明できる	A・B・C・D・E	
	代表的な抗菌薬適正使用について説明できる	A・B・C・D・E	
	性状確認培地，カタラーゼ試験，オキシダーゼ試験等の同定法を説明できる	A・B・C・D・E	

〔評価基準〕

評価	実　技　評　価
A	他の学生に教えられる
B	すべて自分でできる
C	ひと言ヒントがあれば自分でできる
D	模範を見せてもらえればその通りに出来る
E	全てを一緒にやってもらえれば出来る

自己評価基準書（検体検査：病理学的検査）

臨地実習施設名： _____

分野別指導者： _____

学 生 氏 名： _____

実 習 期 間： _____ 年　　月　　日（　　）〜　　年　　月　　日（　　）

臨地実習の注意・態度・心得・付帯事項等：共通項目

一般目標	行　動　目　標	行動目標評価	一般目標評価
臨地実習の 注意・態度・心得・ 付帯事項等	医療人として相応しい身だしなみができる	A・B・C・D・E	A・B・C・D・E
	医療人として相応しい言葉遣いができる	A・B・C・D・E	
	時間や約束事を守ることができる	A・B・C・D・E	
	臨地実習指導者の指示に適切に答えることができる	A・B・C・D・E	
	実習先のスタッフと良好なコミュニケーションがとれる	A・B・C・D・E	
	実習に際して目的意識をもって臨むことができる	A・B・C・D・E	
	実習先の患者に対して不快感を与えない態度が取れる	A・B・C・D・E	
	守秘義務・個人情報保護遵守に注意を払うことができる	A・B・C・D・E	
	実習施設などを清潔に保つことができる	A・B・C・D・E	
	実習施設の医療機器や備品などについて大切に取り扱うことができる	A・B・C・D・E	

1. 必ず実施させる行為：病理学的検査

該当項目なし

2. 必ず見学させる行為：病理学的検査

一般目標	行　動　目　標	行動目標評価	一般目標評価
精度管理	標準作業手順書（SOP）の目的を説明できる	A・B・C・D・E	A・B・C・D・E
	試薬管理の概要を説明できる	A・B・C・D・E	
	外部精度管理の種類とその必要性を説明できる	A・B・C・D・E	
	代表的な内部精度管理の種類と方法について説明できる	A・B・C・D・E	
	適切な検体ブロック・標本であるかの判断ができる	A・B・C・D・E	
	内部精度管理のフローと意義を説明できる	A・B・C・D・E	

一般目標	行　動　目　標	行動目標評価	一般目標評価
臓器切り出しと 臓器写真撮影	検体と受付番号の確認ができる	A・B・C・D・E	A・B・C・D・E
	臨床所見に応じた写真撮影の方法と注意点を説明できる	A・B・C・D・E	
	適切な切り出し部位の説明ができる	A・B・C・D・E	
	コンタミネーション対策を説明できる	A・B・C・D・E	
	取り扱う試薬の危険性を理解し，それに準じた行動がとれる	A・B・C・D・E	
迅速標本作成 から報告	凍結組織標本作製の目的を説明できる	A・B・C・D・E	A・B・C・D・E
	検体と受付番号の確認ができる	A・B・C・D・E	
	標本作製の手順を説明できる	A・B・C・D・E	
	包埋・凍結法における手技と注意点を説明できる	A・B・C・D・E	
	クリオスタットによる薄切法とその後の処理を説明できる	A・B・C・D・E	
	感染対策を説明することができる	A・B・C・D・E	

3. 実施させることが望ましい行為：病理学的検査

一般目標	行　動　目　標	行動目標評価	一般目標評価
HE 染色や 特殊染色検査	検体と受付番号の確認ができる	A・B・C・D・E	A・B・C・D・E
	染色前処理について説明できる	A・B・C・D・E	
	HE 染色の目的・原理を説明できる	A・B・C・D・E	
	HE 染色を適切に実施できる	A・B・C・D・E	
	染色後処理が実施できる	A・B・C・D・E	
	代表的特殊染色の目的・原理・注意点・染色結果を説明できる	A・B・C・D・E	
病理標本観察	臓器別に正常の組織像が説明できる	A・B・C・D・E	A・B・C・D・E
細胞診 標本作成と鏡検	検体と受付番号の確認ができる	A・B・C・D・E	A・B・C・D・E
	検体別の適切な処理方法を説明できる	A・B・C・D・E	
	感染対策を説明できる	A・B・C・D・E	
	鏡検を行い，良悪性の判断ができる	A・B・C・D・E	
	鏡検を行い，組織型の推定ができる	A・B・C・D・E	

〔評価基準〕

評価	実　技　評　価
A	他の学生に教えられる
B	すべて自分でできる
C	ひと言ヒントがあれば自分でできる
D	模範を見せてもらえればその通りに出来る
E	全てを一緒にやってもらえれば出来る

自己評価基準書（検体検査：生化学的検査）

臨地実習施設名：＿＿＿＿＿＿＿＿＿＿＿＿＿＿＿＿＿＿＿＿＿＿＿＿＿

分野別指導者：＿＿＿＿＿＿＿＿＿＿＿＿＿＿＿＿＿＿＿＿＿＿＿＿＿

学 生 氏 名：＿＿＿＿＿＿＿＿＿＿＿＿＿＿＿＿＿＿＿＿＿＿＿＿＿

実 習 期 間：＿＿＿＿＿　年　　月　　日（　）～　年　　月　　日（　）

臨地実習の注意・態度・心得・付帯事項等：共通項目

一般目標	行　動　目　標	行動目標評価	一般目標評価
臨地実習の 注意・態度・心得・ 付帯事項等	医療人として相応しい身だしなみができる	A・B・C・D・E	A・B・C・D・E
	医療人として相応しい言葉遣いができる	A・B・C・D・E	
	時間や約束事を守ることができる	A・B・C・D・E	
	臨地実習指導者の指示に適切に答えることができる	A・B・C・D・E	
	実習先のスタッフと良好なコミュニケーションがとれる	A・B・C・D・E	
	実習に際して目的意識をもって臨むことができる	A・B・C・D・E	
	実習先の患者に対して不快感を与えない態度が取れる	A・B・C・D・E	
	守秘義務・個人情報保護遵守に注意を払うことができる	A・B・C・D・E	
	実習施設などを清潔に保つことができる	A・B・C・D・E	
	実習施設の医療機器や備品などについて大切に取り扱うことができる	A・B・C・D・E	

1. 臨地実習において必ず実施させる行為：生化学的検査

該当項目なし

2. 必ず見学させる行為：生化学的検査

一般目標	行　動　目　標	行動目標評価	一般目標評価
精度管理	標準作業手順書（SOP）の目的を説明できる	A・B・C・D・E	A・B・C・D・E
	測定結果のチェック方法について説明できる	A・B・C・D・E	
	異常反応やパニック値への対応について説明できる	A・B・C・D・E	
	外部精度管理の種類とその必要性を説明できる	A・B・C・D・E	
	代表的な内部精度管理の種類と方法について説明できる	A・B・C・D・E	
	適切な検体であるかの判断ができる（溶血，フィブリン析出など）	A・B・C・D・E	
	内部精度管理のフローと意義を説明できる	A・B・C・D・E	
メンテナンス 作業	日々に行うメンテナンスの目的を説明できる	A・B・C・D・E	A・B・C・D・E
	定期的なメンテナンスの項目と必要性を説明できる	A・B・C・D・E	

3. 実施させることが望ましい行為：生化学的検査

一般目標	行　動　目　標	行動目標評価	一般目標評価
血液ガス 分析検査	検体の確認ができる（氏名，凝固，保存状態等）	A・B・C・D・E	A・B・C・D・E
	検体を適切に取り扱うことが出来る	A・B・C・D・E	
	測定結果のチェック法について説明できる	A・B・C・D・E	
	異常反応やパニック値への対応について説明できる	A・B・C・D・E	

〔評価基準〕

評価	実　技　評　価
A	他の学生に教えられる
B	すべて自分でできる
C	ひと言ヒントがあれば自分でできる
D	模範を見せてもらえればその通りに出来る
E	全てを一緒にやってもらえれば出来る

自己評価基準書（検体検査：免疫学的検査）

臨地実習施設名：＿＿＿＿＿＿＿＿＿＿＿＿＿＿＿＿＿＿＿＿＿＿＿＿＿＿＿＿

分 野 別 指 導 者：＿＿＿＿＿＿＿＿＿＿＿＿＿＿＿＿＿＿＿＿＿＿＿＿＿＿＿＿

学 生 氏 名：＿＿＿＿＿＿＿＿＿＿＿＿＿＿＿＿＿＿＿＿＿＿＿＿＿＿＿＿

実 習 期 間：＿＿＿＿＿年＿＿月＿＿日（　）〜＿＿年＿＿月＿＿日（　）

臨地実習の注意・態度・心得・付帯事項等：共通項目

一般目標	行 動 目 標	行動目標評価	一般目標評価
臨地実習の注意・態度・心得・付帯事項等	医療人として相応しい身だしなみができる	A・B・C・D・E	A・B・C・D・E
	医療人として相応しい言葉遣いができる	A・B・C・D・E	
	時間や約束事を守ることができる	A・B・C・D・E	
	臨地実習指導者の指示に適切に答えることができる	A・B・C・D・E	
	実習先のスタッフと良好なコミュニケーションがとれる	A・B・C・D・E	
	実習に際して目的意識をもって臨むことができる	A・B・C・D・E	
	実習先の患者に対して不快感を与えない態度が取れる	A・B・C・D・E	
	守秘義務・個人情報保護遵守に注意を払うことができる	A・B・C・D・E	
	実習施設などを清潔に保つことができる	A・B・C・D・E	
	実習施設の医療機器や備品などについて大切に取り扱うことができる	A・B・C・D・E	

1．臨地実習において必ず実施させる行為：免疫学的検査

該当項目なし

2．必ず見学させる行為：免疫学的検査

一般目標	行 動 目 標	行動目標評価	一般目標評価
精度管理	標準作業手順書（SOP）の目的を説明できる	A・B・C・D・E	A・B・C・D・E
	測定結果のチェック方法について説明できる	A・B・C・D・E	
	異常反応やパニック値への対応について説明できる	A・B・C・D・E	
	外部精度管理の種類とその必要性を説明できる	A・B・C・D・E	
	代表的な内部精度管理の種類と方法について説明できる	A・B・C・D・E	
	適切な検体であるかの判断ができる（溶血，フィブリン析出など）	A・B・C・D・E	
	内部精度管理のフローと意義を説明できる	A・B・C・D・E	
メンテナンス作業	日々に行うメンテナンスの目的を説明できる	A・B・C・D・E	A・B・C・D・E
	定期的なメンテナンスの項目と必要性を説明できる	A・B・C・D・E	

3. 実施させることが望ましい行為：免疫学的検査

　　該当項目なし

〔評価基準〕

評価	実　技　評　価
A	他の学生に教えられる
B	すべて自分でできる
C	ひと言ヒントがあれば自分でできる
D	模範を見せてもらえればその通りに出来る
E	全てを一緒にやってもらえれば出来る

自己評価基準書（その他）

臨地実習施設名：＿＿＿＿＿＿＿＿＿＿＿＿＿＿＿＿＿＿＿＿＿＿＿＿＿＿＿

分野別指導者：＿＿＿＿＿＿＿＿＿＿＿＿＿＿＿＿＿＿＿＿＿＿＿＿＿＿＿

学　生　氏　名：＿＿＿＿＿＿＿＿＿＿＿＿＿＿＿＿＿＿＿＿＿＿＿＿＿＿＿

実　習　期　間：＿＿＿＿＿年　　月　　日（　）～　　年　　月　　日（　）

臨地実習の注意・態度・心得・付帯事項等：共通項目

一般目標	行　動　目　標	行動目標評価	一般目標評価
臨地実習の注意・態度・心得・付帯事項等	医療人として相応しい身だしなみができる	A・B・C・D・E	A・B・C・D・E
	医療人として相応しい言葉遣いができる	A・B・C・D・E	
	時間や約束事を守ることができる	A・B・C・D・E	
	臨地実習指導者の指示に適切に答えることができる	A・B・C・D・E	
	実習先のスタッフと良好なコミュニケーションがとれる	A・B・C・D・E	
	実習に際して目的意識をもって臨むことができる	A・B・C・D・E	
	実習先の患者に対して不快感を与えない態度が取れる	A・B・C・D・E	
	守秘義務・個人情報保護遵守に注意を払うことができる	A・B・C・D・E	
	実習施設などを清潔に保つことができる	A・B・C・D・E	
	実習施設の医療機器や備品などについて大切に取り扱うことができる	A・B・C・D・E	

1. 臨地実習において必ず実施させる行為：その他

該当項目なし

2. 必ず見学させる行為：その他

一般目標	行　動　目　標	行動目標評価	一般目標評価
検査前の患者への説明（検査手順含む）	同意書の作成と管理について説明ができる	A・B・C・D・E	A・B・C・D・E
	挨拶，敬語など社会人として相応しい振る舞いについて説明ができる	A・B・C・D・E	
	患者への声かけの仕方について説明できる	A・B・C・D・E	
	患者の本人確認の方法について説明できる	A・B・C・D・E	
	患者の安全に配慮し検査室に誘導する方法について説明ができる	A・B・C・D・E	
	患者を不愉快にさせない接遇について説明ができる	A・B・C・D・E	
	患者の様子・反応を確認しながらの説明方法について説明ができる	A・B・C・D・E	
	患者の理解度を推測して説明方法について指導を受け，説明ができる	A・B・C・D・E	

一般目標	行　動　目　標	行動目標評価	一般目標評価
チーム医療 （NST・ICT・ 糖尿病療養指導）	各チームを見学参加し，業務内容が説明できる	A・B・C・D・E	A・B・C・D・E
	各チームにおける臨床検査技師の関わりを説明できる	A・B・C・D・E	
	スタンダードプリコーションを含む院内感染対策・方法等を説明できる	A・B・C・D・E	
	NSTにおいて低栄養者の抽出方法・項目について説明できる	A・B・C・D・E	
	NSTにおいて栄養療法について説明できる	A・B・C・D・E	
	糖尿病およびその合併症について説明できる	A・B・C・D・E	
	SMBGの測定注意点と意義について説明できる	A・B・C・D・E	
検体採取	各検体採取部位の解剖学的特徴を説明できる	A・B・C・D・E	A・B・C・D・E
	患者心理に配慮した接遇について説明できる	A・B・C・D・E	
	患者の安全に配慮し検査室に誘導できる	A・B・C・D・E	
	スワブの持ち方など器具取り扱いの注意点が説明できる	A・B・C・D・E	
	疾病や患部の特性に応じた適切な採取方法について説明できる	A・B・C・D・E	
	検体採取における合併症について説明できる	A・B・C・D・E	
	感染管理および医療安全対策について説明できる	A・B・C・D・E	
	微生物検査の検体保存容器と保存方法を説明できる	A・B・C・D・E	
	検体採取の適切な実施方法を説明できる（遺伝子検査含む）	A・B・C・D・E	
消化管内視鏡 検査	消化管内視鏡検査の一般的な目的を説明できる	A・B・C・D・E	A・B・C・D・E
	患者心理に配慮した接遇について説明できる	A・B・C・D・E	
	患者の安全に配慮し検査室に誘導できる	A・B・C・D・E	
	器具取り扱いの注意点が説明できる	A・B・C・D・E	
	疾病や患部の特性に応じた適切な採取方法について説明できる	A・B・C・D・E	
	検体採取における合併症について説明できる	A・B・C・D・E	
	感染管理および医療安全対策について説明できる	A・B・C・D・E	
	検体保存容器と保存方法を説明できる	A・B・C・D・E	
	検体採取の適切な実施方法を説明できる（遺伝子検査含む）	A・B・C・D・E	

3. 実施させることが望ましい行為：その他

一般目標	行　動　目　標	行動目標評価	一般目標評価
採血室業務 （採血行為を除く） …続き有	採血に適した清潔な身だしなみを整えることが出来る（爪や清潔な白衣等）	A・B・C・D・E	A・B・C・D・E
	挨拶，敬語など社会人に相応しい振る舞いがとれる	A・B・C・D・E	
	自分から患者に声かけ（挨拶を含む）ができる	A・B・C・D・E	
	患者の本人確認ができる	A・B・C・D・E	
	患者の様子や反応を確認しながら検査説明ができる	A・B・C・D・E	
	採血器具の適切な使用方法を理解し，清潔状態を保って安全に準備できる	A・B・C・D・E	
	解剖学的に血管・神経走行を理解し，採血に適した安全な静脈を選択できる	A・B・C・D・E	

一般目標	行　動　目　標	行動目標評価	一般目標評価
採血室業務 （採血行為を除く）	針先の清潔，安全を保っての採血行為について説明できる	A・B・C・D・E	
	採血後の血液検体の処理を適切に実施できる（分注，混和・氷冷など）	A・B・C・D・E	
	採血手技全体において，患者状態に合わせた声掛けができる	A・B・C・D・E	
	採血後の止血を適切に行える （抗凝固剤使用の確認，皮膚の状態に合わせた止血パッチの選択等）	A・B・C・D・E	
	採血中の容態急変に備えた観察・行動について実施できる	A・B・C・D・E	
	採血禁忌（シャント側・オペ側・点滴側など）を理解できる	A・B・C・D・E	

〔評価基準〕

評価	実　技　評　価
A	他の学生に教えられる
B	すべて自分でできる
C	ひと言ヒントがあれば自分でできる
D	模範を見せてもらえればその通りに出来る
E	全てを一緒にやってもらえれば出来る

臨地実習自己評価（総合）

臨地実習施設名： _____

臨地実習指導者： _____

学 生 氏 名： _____

実 習 期 間： _____ 年　　月　　日（　　）～　　年　　月　　日（　　）

提 出 日： _____ 年　　月　　日（　　）

総　合　評　価	Ａ・Ｂ・Ｃ・Ｄ・Ｅ
分 野 別 評 価	
臨地実習の注意・態度・心得・付帯事項等	Ａ・Ｂ・Ｃ・Ｄ・Ｅ
生理学的検査	Ａ・Ｂ・Ｃ・Ｄ・Ｅ
検体検査：血液学的検査	Ａ・Ｂ・Ｃ・Ｄ・Ｅ
検体検査：尿・糞便等一般検査	Ａ・Ｂ・Ｃ・Ｄ・Ｅ
検体検査：輸血・移植検査	Ａ・Ｂ・Ｃ・Ｄ・Ｅ
検体検査：微生物学的検査	Ａ・Ｂ・Ｃ・Ｄ・Ｅ
検体検査：病理学的検査	Ａ・Ｂ・Ｃ・Ｄ・Ｅ
検体検査：生化学・免疫学的検査	Ａ・Ｂ・Ｃ・Ｄ・Ｅ
その他：検査前の患者への説明（検査手順含む）	Ａ・Ｂ・Ｃ・Ｄ・Ｅ
その他：チーム医療（NST・ICT・糖尿病療養指導）	Ａ・Ｂ・Ｃ・Ｄ・Ｅ
その他：検体採取	Ａ・Ｂ・Ｃ・Ｄ・Ｅ
その他：消化管内視鏡検査	Ａ・Ｂ・Ｃ・Ｄ・Ｅ
その他：採血室業務	Ａ・Ｂ・Ｃ・Ｄ・Ｅ

臨地実習終了時の振り返り

氏　　　　名　_____

臨地実習施設名　_____

臨 地 実 習 期 間　_____　年　　月　　日　〜　　年　　月　　日

記　　入　　日　_____　年　　月　　日

Ⅰ．個別の学修目標設定で記入した臨地実習における学習目標

Ⅱ．臨地実習で学んだ態度・知識・技能について書いてください

Ⅲ．当初設定した学修目標の達成度はどのくらいですか．（％評価）

Ⅳ．この臨地実習で気づいた自分自身の課題および，その克服に向けた自己学修
　　計画を書いてください．

臨地実習調整者氏名 _____

　　　　　記入日 _____ 年 _____ 月 _____ 日

科目実習終了認定書

養成施設名 _____

実習施設名 _____　　学籍番号 _____　氏名 _____

科　目	期　　間	指　導　者　印	実習施設印	養成施設印	備　考
	自　　年　　月　　日 至　　年　　月　　日	月　　日 印	月　　日 印	月　　日 印	
	自　　年　　月　　日 至　　年　　月　　日	月　　日 印	月　　日 印	月　　日 印	
	自　　年　　月　　日 至　　年　　月　　日	月　　日 印	月　　日 印	月　　日 印	
	自　　年　　月　　日 至　　年　　月　　日	月　　日 印	月　　日 印	月　　日 印	
	自　　年　　月　　日 至　　年　　月　　日	月　　日 印	月　　日 印	月　　日 印	
	自　　年　　月　　日 至　　年　　月　　日	月　　日 印	月　　日 印	月　　日 印	
	自　　年　　月　　日 至　　年　　月　　日	月　　日 印	月　　日 印	月　　日 印	
	自　　年　　月　　日 至　　年　　月　　日	月　　日 印	月　　日 印	月　　日 印	
	自　　年　　月　　日 至　　年　　月　　日	月　　日 印	月　　日 印	月　　日 印	
	自　　年　　月　　日 至　　年　　月　　日	月　　日 印	月　　日 印	月　　日 印	
	自　　年　　月　　日 至　　年　　月　　日	月　　日 印	月　　日 印	月　　日 印	
	自　　年　　月　　日 至　　年　　月　　日	月　　日 印	月　　日 印	月　　日 印	
	自　　年　　月　　日 至　　年　　月　　日	月　　日 印	月　　日 印	月　　日 印	
	自　　年　　月　　日 至　　年　　月　　日	月　　日 印	月　　日 印	月　　日 印	
	自　　年　　月　　日 至　　年　　月　　日	月　　日 印	月　　日 印	月　　日 印	

［備考］
1. 指導者印は，科目実習終了時の検査室の主任または責任者の確認印を受けること.
2. 実習施設印は，技師長または検査部（室，科，所）長の確認印を受けること.
3. 養成施設印は，上記1，2の後，確認印を受けること.

181

アクシデント・インシデント報告書

臨地実習施設名						
報告者（学生）						
発生日時	令和　　年　　月　　日		（午前・午後）		時　　分頃	
臨地実習指導者への報告日時	令和　　年　　月　　日		（午前・午後）		時　　分頃	
臨地実習調整者への報告日時	令和　　年　　月　　日		（午前・午後）		時　　分頃	
対象者情報	性別：□男性・□女性			年齢：　　　歳代		
概要（何がどうした）						
原因						
経過・対応						
被害	対象者への信頼度	□大きく損なう		□少し損なう		□余り損なわない
	生命への危険度	□極めて高い	□高い	□可能性低い		□ない
	物品（その他）					
被害の状況・程度						
問題点・課題の分析						

・アクシデント・インシデントを引き起こした場合，学生は直ちに臨地実習指導者に報告する．

・アクシデント（事故発生）の場合は，臨地実習指導者の指示の下，初期対処が終わったらできるだけ早く，臨地実習調整者に電話等で報告する．

・本報告は，臨地実習中の学生がアクシデント・インシデントの状況を把握，分析し，養成校施設内教育に役立てるものです．

臨地実習指導者：＿＿＿＿＿＿＿＿＿＿＿＿＿＿＿＿＿印

臨地実習調整者：＿＿＿＿＿＿＿＿＿＿＿＿＿＿＿＿＿印